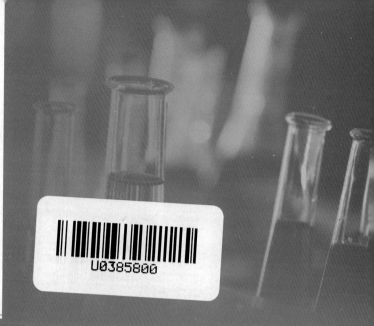

附 操 作 视 频

药理学实验教程

A Course of Pharmacological Experiments

主　编　李　民　李卓明

副主编　刘培庆　张继国　沈　娟　陈健文
　　　　叶建涛　王军舰　张小雷

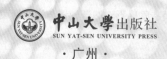

中山大学出版社
SUN YAT-SEN UNIVERSITY PRESS

·广州·

图书在版编目（CIP）数据

药理学实验教程：汉文、英文/李民，李卓明主编；刘培庆等副主编. -- 广州：中山大学出版社，2024.8. -- ISBN 978 - 7 - 306 - 08187 - 2

Ⅰ. R965.2

中国国家版本馆 CIP 数据核字第 20246E2N71 号

YAOLIXUE SHIYAN JIAOCHENG

出 版 人：王天琪
策划编辑：陈 慧　邓子华
责任编辑：邓子华
封面设计：曾 斌
责任校对：丘彩霞
责任技编：靳晓虹
出版发行：中山大学出版社
电　　话：编辑部 020 - 84110283，84113349，84111997，84110779，84110776
　　　　　发行部 020 - 84111998，84111981，84111160
地　　址：广州市新港西路 135 号
邮　　编：510275　　　　　传　真：020 - 84036565
网　　址：http://www.zsup.com.cn　E-mail：zdcbs@mail.sysu.edu.cn
印 刷 者：佛山家联印刷有限公司
规　　格：787mm×1092mm　1/16　12.25 印张　300 千字
版次印次：2024 年 8 月第 1 版　2024 年 8 月第 1 次印刷
定　　价：62.00 元

MPR出版物链码使用说明

本书中凡文字下方带有链码图标"━━━"的地方，均可通过"泛媒关联"的"扫一扫"功能，扫描链码，获得对应的多媒体内容。

您可以通过扫描下方的二维码，下载"泛媒关联"App。

本书编委会

主　编　李　民　李卓明

副主编　刘培庆　张继国　沈　娟　　陈健文　叶建涛
　　　　王军舰　张小雷

编　委（以姓氏笔画为序）：

王　蕾（山东第一医科大学药学院）

王军舰（中山大学药学院）

叶建涛（中山大学药学院）

刘培庆（中山大学药学院）

李卓明（中山大学药学院）

沈　娟（广东药科大学生命科学与生物制药学院）

张小雷（中山大学药学院）

张继国（山东第一医科大学药学院）

陈芳芳（中山大学药学院）

陈健文（中山大学药学院）

金祖翼（中山大学药学院）

赵　靓（中山大学药学院）

钟佳伶（中山大学药学院）

前　　言

　　新时代对学生的英语能力有了更高的要求，因此，双语教学应运而生。药理学实验课程双语教学的开展在高等学校医学双语教学中尤为重要。实验教材是实施实践教学的重要依据，也是提高实验教学质量的重要保证。为适应药理学实验教学改革的需要，培养创新人才，我们根据多年药理学实验一线教学的经验，同时参考了市面上多本药理学实验教材和双语教学教材，编写了本书。

　　本书为高校医药相关专业"药理学"的配套实验教材。全书紧扣药理学课程教学要求，密切结合医药行业应用的实际需要，体现科学性、实用性与创新性。本书分中文部分和英文部分。其中，中文部分为精选的经典药理学实验。实验内容全面，重点突出，实验项目难易兼顾，既有传统的定性实验，又有定量实验；既有整体实验，又有离体实验。通过以上实验，培养学生科学的思维方法、严谨的工作作风及对现象分析和解决问题的能力，使学生掌握实验操作的基本技术和基本方法，为今后进行科学研究打下初步基础。英文部分主要精选11个代表性实验，采用英文表述，作为开展双语教学的参考实验，提高学生对药理学专业术语的掌握，为他们阅读英文文献及高层次的科学研究奠定基础。本书还将药理学实验中常用试剂的配制，剂量转换，常见的动物实验操作视频链接等列为附录。鉴于药理学的内容在不断地充实和更新，各专业在使用中可根据实际需要对实验内容进行选择。

　　近年来，学生反映目前的实验教材知识陈旧过时，对当前的新技术、新理论涉及较少。这一情况在药理学实验教材中普遍存在。为此，我们新增了分子药理实验的章节，让学生了解药物新靶点的常见研究方法和思路，同时也适当地把学科研究的新成果和先进的教学理念纳入本书，以提高学生的学习兴趣。

　　本书旨在帮助学生在系统学习药理学的同时，加深对药理基本理论的理解，加强药理学实验技术技能，增强动手能力、创新能力和实验设计能力。本书可供高校医药相关专业本科和专科学生使用，也可作为药理学实验研究工作者、执业药师和国际视野药学人才的参考用书。

　　由于编者水平有限，书中或有不妥或错误之处，恳请广大专家、师生、读者批评指正。

编者

2024 年 2 月于广州大学城格致园

目　　录

绪　论

药理学是一门实践性很强的学科。药物知识的掌握，是从大量的实验中获取的。培养学生掌握药理学实验的一些基本知识和实验技能，对学生掌握药理学知识是必需的。本药理学实验内容依据药理学教学大纲制定，以帮助学生学习和掌握药理学知识为目的。这不仅促进学生对理论知识的进一步掌握和巩固，还加深学生对药理学基本理论和规律的认识，可以培养学生具有科学思维能力、独立分析解决问题能力、严谨的科学态度和精益求精的科学作风，使学生在理论学习后能独立解决实验中遇到的问题，加强动手动脑的能力，掌握实验的基本技能，达到触类旁通、解决问题的目的。

在教学实践中，实验教学的理念是以培养创新人才为核心，实施开放性实验教学，促进学生知识、能力、思维、素质的全面协调发展，逐步建立系统传授与探索研究相结合的实验教学，促进科研思维融入实验课程中，推动药理学课程学习。在大纲修订中，我们根据药理学的重点和难点，围绕重点药物、常用药物开展验证性实验，精选了一些基本操作、基本概念实验，增加了综合性、分子水平实验，优化了实验教学内容。通过多种教学形式的训练，学生将在熟练掌握实验技能的同时，也体会到科学研究的基本思想，从而提高学生对科学研究的兴趣，养成科学的思维方式，增强发现问题、解决问题的能力，为学生今后从事科研、教学或企事业单位的药物研究工作打下扎实的基础。

一、课程简介及基本要求

本书中文部分是介绍动物生理学的基本特点，将药物或试剂应用在动物模型上以观察药物的作用为主要内容，通过教学使学生们掌握实验设计的基本理论，验证药理学中的重要基本理论，使学生更牢固地掌握药理学基本概念、基本原理。英文部分选取一部分代表性实验进行展示，加强学生对药理学术语的掌握及使用英文描述实验过程的能力。附录部分收录的是与药理学实验内容相关的操作演示视频、支持文件和参数等。本课程的主要目的是培养学生科学思维能力、动手操作能力、书面表达能力、知识综合应用能力和分析问题能力。它对学生的专业知识、英文术语和综合素质的培养与提高起着重要的作用，在整个药理学教学过程中占非常重要的地位，是临床医学、药学、制药工程等专业的必修基础课程。通过本课程的学习，学生经过实验，可以掌握实验的基本操作、基本技能和基本知识，加强创新意识、创新能力和英文表达能力。

通过本课程的学习，学生应达到下列要求：

（1）了解实验动物的种类、分级和选用原则等基本知识；掌握常用动物饲养和实验模型制作的知识；熟练掌握试剂类型、配制方法与相应的给药方法。

（2）了解药理学实验应用的仪器基本类型及其用途；掌握常用仪器的工作原理、基本结构、主要功能及使用范围；熟悉掌握常用仪器的使用步骤和注意事项，达到正确、熟练使用的程度。

（3）熟悉常用的实验仪器和实验方法，完成药理学的基本实验及对实验指标的分析。

（4）巩固并加深对药理学理论课程的基本原理和概念的理解，培养勤奋学习、求真求实的科学品德，培养动手能力、观察能力、查阅文献的能力。

（5）通过完成综合研究性实验，培养独立解决实际问题的能力，提高科研素质与创新意识。

二、课程实验目的

药理学实验教程是药学类专业的必修基础课程。通过本课程的学习，学生应能够掌握机能实验训练，掌握常用动物饲养和实验模型制作的知识，熟练掌握试剂类型、配制方法与相应的给药方法，熟悉掌握常用仪器的使用步骤和注意事项，达到正确、熟练使用的程度，巩固加深对药理学的基本原理和概念的理解，灵活、正确地运用所学知识解决工作岗位实际问题。在培养学生掌握实验的基本操作技能、基本原理和基础知识的同时，进一步培养学生分析问题和解决问题的能力，培养学生的创新精神和创新能力，为学生今后从事科研、教学打下扎实的基础。

三、适用范围

本书适用于药学、中药学、中药制药、制药工程和临床医学专业学生及药理学工作从业人员。

四、主要仪器设备

主要仪器设备包括生理机能实验系统、多道生理记录仪、小鼠自主活动记录仪、超声雾化仪、恒温平滑肌槽、电子天平、热板仪、离体器官仪、张力传感器、压力传感器、生物电导线、离心机等常规实验仪器。

五、基本要求

（1）开课后，课程负责教师首先应向学生介绍课程的性质、任务、要求、课程安排和进度、平时考核内容、期末考试方式、实验守则及实验室安全制度等。

（2）实验部分主要设置3种类型的实验：基本操作训练、性质验证及综合性实验。整个实验过程包括预习，进行实验操作，进行结果讨论，做思考题，完成实验报告。学生在实验前必须进行预习。

（3）根据各个实验的目的和要求，2 ～ 4 名学生为 1 组，每组配备 1 套实验装置，在规定时间内独立完成实验测定、数据处理，并撰写实验报告。在实验过程中，学生要勤于动手、细心操作、认真分析、准确记录原始数据。

（4）实验过程中，教师应在实验室进行巡视，及时纠正学生的错误操作，检查学生的实验记录和报告。学生若实验失败，应分析原因。

（5）实验结束，学生应认真分析实验现象，整理实验结果，分析误差产生的原因；教师鼓励学生对实验提出自己的建议。

（6）任课教师要认真备课，并能提前预做实验。实验前，教师要亲自检查仪器设备情况，清点学生人数；实验过程中，要向学生提问，引导学生深入思考与实验现象有关的问题，着力培养学生观察实验、综合考虑问题的能力，使学生学会分析和研究问题的方法。

六、考核与报告

本课程采用平时考核和期末考试相结合的方式评定学生的成绩，着重考查学生对基本操作的掌握程度，实验结果的合理性，灵活运用所学知识分析、解决问题的能力及运用所学知识完成研究型实验的能力。

实验的评分项目包括实际操作（占 20%）、实验报告（占 40%）、期末考试（占20%）、实验设计（占 20%），或根据开课实际安排进行评分调整。

第一部分　中文部分

第一章　药理学实验须知

药理学（pharmacology）是研究药物（drug）在人体或动物体内产生的作用及其规律和机制的一门学科。药理学是生命科学的一门重要专业课程，也是基础医学与临床医学之间的桥梁科学，更是药学与医学之间的"纽带"学科。

药理学是一门实验性学科，通常从体外（*in vitro*）和体内（*in vivo*）等多方面不同层次展开研究，其研究方法主要是实验，绝大多数的基本理论、药物作用原理均来自实验，并可通过实验得到验证。不管是何种实验，都必须在严格控制的实验条件下，通过阴性对照（negative control）、阳性对照（positive control，如用某种公认的参比药物）或经过自身前后对照做定性或定量的比较，观察药物的作用、毒副反应及药物代谢动力学（pharmacokinetics）等。

第一节　药理学实验目的和要求

一、药理学实验目的

药理学实验课的目的在于通过实验，使学生掌握药理学实验的基本方法，了解获得药理学知识的科学途径，验证药理学中的重要基本理论，更牢固地掌握药理学的基本概念；通过掌握研究药物作用的基本方法和技能，提高学生观察、分析、解决问题的能力，培养科学思维能力、动手能力，使学生养成对科学工作严谨的态度，并具备初步的科研能力。

二、药理学实验要求

1. 实验课纪律要求
必须自觉遵守课堂纪律，不得迟到、早退、旷课，应穿实验服入室，在实验室内保持安静。

2．实验前准备工作

（1）仔细阅读实验指导，了解实验目的、要求、方法和操作步骤，领会其设计原理。

（2）结合实验内容，复习药理学、生理学、生物化学等学科的相关理论知识，达到充分理解的程度。

（3）预判实验中可能出现的情况和发生的问题。

3．实验中的学习与实践

（1）将实验器材妥善安排，正确装置。

（2）严格按照实验指导上的步骤进行操作，准确计算给药量，防止出现差错或意外。

（3）认真、细致地观察实验过程中出现的现象，随时记录药物反应的出现时间、表现及最后转归，联系课堂讲授内容进行思考。

（4）注意节约实验材料。

4．实验后清理工作

（1）整理实验器材，洗净，擦干，妥善安放。

（2）将存活动物和死亡动物分别送至指定处所，做好实验室的清洁卫生工作。

5．实验总结

（1）整理实验结果，经过分析思考，完成实验报告。

（2）在规定的时间内将报告交给指导教师。

第二节　实验结果的记录与整理

一、实验结果的记录

以下内容作为原始资料，在实验中另用记录本随时记录。

1．实验标本

实验标本记录内容包括动物种类、来源、编号、体重、性别、健康状况、离体器官名称。

2．实验药物

实验药物记录内容包括药物来源、剂型、批号、浓度、给药体积、剂量、给药途径等。

3．实验条件

实验条件记录内容包括实验日期、时刻、室温、主要的仪器及型号等。

4．实验方法步骤

实验方法步骤记录内容包括动物的麻醉、固定、分组、手术部位、各种插管、给药方法、测量方法等。

5. 实验指标

实验指标记录内容包括指标的名称、单位、数值及其在给药前后不同时间的变化等。若有实验曲线，应注明实验项目、药物测量、给药途径、标本、记录条件和实验条件等。

6. 数据处理

实验数据用"均数±标准差"（$\bar{x} \pm s$）表示，定量资料用单因素方差分析或 t 检验处理，定性资料用秩和检验处理。

二、实验结果的整理

实验结束以后应对原有记录进行整理和分析。药理实验结果有测量资料（如血压值、心率、瞳孔大小、体温变化、生化测定数据和作用时间等）、计数资料（如阳性反应或阴性反应、死亡数或存活数等）、描记曲线、心电图、脑电图、照片和现象记录等。凡属测量资料和计数资料，均应以恰当的单位和准确的数值做定量的表示，不能笼统提示，必要时应做统计学处理，以保证结论有较大的可靠性。尽可能将有关数据列成表格或绘制统计图，使主要结果有重点地表达出来，以便阅读、比较和分析。做表格时，一般将观察项目列在表内左侧，由上而下逐项填写，而将实验中出现的变化（如反应强度、作用时间和药物剂量等）按时间顺序由左而右填写。

绘制统计图时，一般以纵轴表示反应强度，横轴表示时间或药物剂量，并在纵轴和横轴上画出数值的刻度，标明单位，在图的下方注明实验条件。如果不是连续性变化，也可用柱形图表示。凡有曲线记录的实验，应及时在曲线上标注说明，包括实验题目，实验动物的种类、性别、体重、给药量和其他实验条件等。对较长的曲线记录，可选取有典型变化的段落，剪下后粘贴保存。这里需要注意的是，必须以绝对客观的态度来进行裁剪工作，不论预期内的结果或预期外的结果，均应一律留样。

三、实验报告的书写

实验报告要求结构完整，条理分明，用词规范，详略适宜，措辞注意科学性和逻辑性，一般包括下列内容。

1. 实验题目
实验题目一般包括实验药物、实验动物、主要实验内容等。

2. 实验目的
实验目的用以说明本次实验的主要目的。

3. 实验方法
当完全按照实验指导上的步骤进行时，可不再重述实验方法。如果实验方法临时有所变动，或者发生操作技术方面的问题，影响观察的可靠性，应做简要的说明。

4. **实验结果**

实验结果是实验报告中最重要的部分，须保证其真实性。应随时将实验中观察到的现象在草稿本上记录，实验告一段落后立即进行整理。不可搁置长时间之后单凭记忆再做整理，否则易导致遗漏和差错。实验报告上一般只列经过归纳、整理的结果，但原始记录应予保存备查。

5. **讨论**

应针对实验中所观察到的现象与结果，联系课堂讲授的理论知识，进行分析和讨论。不能离开实验结果去空谈理论。要判断实验结果是否符合预期，如果属于非预期的，则应该分析其可能的原因。

讨论叙述的过程一般是：首先描述在实验中所观察到的现象，然后对此现象提出自己的看法或者推论，最后参照教科书和文献资料对出现这些现象的机制进行分析，做出一些必要的推测。

6. **结论**

实验结论是从实验结果归纳出来的概括性判断，也就是对本实验所要说明的问题、验证的概念或理论的简要总结。不必再在结论中重述具体结果。未获证据的理论分析不能写入结论。

注意：实验记录附在实验报告后一起交给教师。

7. **思考题**

（1）常见的统计图有哪些？它们的适用范围分别是什么？

（2）药理学实验设计的基本原则及其基本内容是什么？请分别举例并加以说明。

第二章　动物实验基本技术

　　动物实验基本技术是进行动物实验时的各种操作技术和实验方法，如动物的捕拿、编号、麻醉、手术、给药、生理和生化指标测定等。掌握动物实验的基本操作技术，并在实验中正确应用是保证实验成功的关键步骤。此外，常用实验动物的种类、品系也是动物实验者需具备的知识之一。本章主要介绍与药理学相关的常用实验动物及相应的实验基本操作技术。

第一节　常用实验动物的种类及特点

　　实验动物（laboratory animal）是指人工饲养，对其携带的微生物实行控制且遗传背景明确或者来源清楚的动物。这些个体具有较好的遗传均一性、对外来刺激的敏感性和较好的重复性。通过遗传学与微生物学的控制，可以培育出高质量的、符合实验条件的个体以用于科学研究、教学、生产、检定及其他科学实验中。在药理学实验中，常根据实验目的和要求选用不同的动物。常用的动物有青蛙或蟾蜍、小鼠、大鼠、豚鼠、家兔、猫和狗等。选用动物的依据是该动物的某一系统或器官能反映实验药物的选择作用，并符合精简节约的原则。同一类实验还可选择不同的动物，如离体肠或子宫实验可选用家兔、豚鼠、小鼠和大鼠；离体血管实验常选用青蛙的下肢血管和家兔耳血管，也可选用大鼠后肢血管及家兔主动脉条；离体心脏实验常用青蛙、家兔，也可选用豚鼠、大鼠；在体心脏实验可选用青蛙、家兔、豚鼠、猫和狗。

一、青蛙与蟾蜍

　　青蛙（*Rana nigromaculata*）与蟾蜍（*Bufonid*）均属于两栖纲（Amphibia）无尾目（Anura）。其心脏在离体的情况下，均能有节律地搏动较长时间，因此常用于研究药物对心脏作用的实验。其坐骨神经腓肠肌标本均可用来观察药物对周围神经、横纹肌或神经肌接头的作用。蛙舌与肠系膜可用于观察炎症反应和微循环变化。此外，蛙类还能用于生殖生理、胚胎发育、激素和变态关系、断肢再生、免疫学等研究。

二、小鼠

　　小鼠（*Mus musculus*）属于哺乳纲（Mammalia）啮齿目（Rodentia）鼠科（Muridae），是各类科研实验中用途最广的动物。其性周期短，繁殖力强，发育迅速，饲养消耗少，温顺易捉，易于饲养管理，操作方便，又能复制出多种疾病模型，故适用于需大量动物的实验。其应用范围遍及生物医学研究的各个领域，如药物的筛选实验、半数致死量或半数有效量的测定、避孕药实验、肿瘤和白血病研究、微生物寄生虫病学研究、生物效应的测定和药物效价的比较、遗传性疾病的研究、免疫学研究等。

三、大鼠

大鼠（*Rattus norvegicus*）属于哺乳纲（Mammalia）啮齿目（Rodentia）鼠科（Muridae）。由于遗传学和寿龄较为一致，大鼠常被誉为"精密的生物仪器"而广泛应用于生物医学研究的各个领域。其性情不如小鼠温顺，受惊时表现凶恶，易咬人。大鼠常在夜间活动，喜安静环境，对外界刺激反应较为敏感。雄性大鼠间常发生殴斗，易出现咬伤。除此以外，大鼠具有小鼠的其他优点，是医学上最常用的实验动物之一，如用于研究胃酸分泌、胃排空、水肿、炎症、休克、心功能不全、黄疸、肾功能不全等动物实验。常利用大鼠的踝关节进行实验，观察药物抗炎作用；也可用大鼠直接记录血压，做心电图或胆管插管。大鼠还常用于观察抗结核病药的亚急性和慢性毒性反应（啮齿类动物代表）。

四、豚鼠

豚鼠（*Cavia Porcellus*）属于哺乳纲（Mammalia）、啮齿目（Rodentia）、豚鼠科（Caviidae），又名天竺鼠、荷兰猪。其性情温顺，胆小机警，对刺激反应敏感。豚鼠与人的肾上腺分泌产物的效应反应相似，且其对组胺敏感，并易于致敏，故常用于感染和变态反应相关的实验，如抗过敏药、平喘药和抗组胺药的实验；也常用于离体心房、心脏等实验。又因它对结核杆菌敏感，故也常用于抗结核病药的实验治疗研究。豚鼠在毒物对皮肤局部作用实验、缺氧耐受性和耗氧量实验、补体结合试验等中都有应用。

五、家兔

家兔（*Oryctolagus cuniculus*）属于哺乳纲（Mammalia）兔形目（Lagomorpha）兔科（Leporidae）。品种很多，常用的有：①青紫蓝兔，体质强壮，适应性强，易于饲养，生长较快。②中国本地兔（白家兔），饲养特点类似于青紫蓝兔，但抵抗力稍差。③新西兰白兔（*Newzealand white*），为近年来引进的大型优良品种，成熟兔体重为 $4.0 \sim 5.5$ kg。④大耳白兔，耳朵长大，血管清晰，皮肤色白，抵抗力较差。

家兔是药理学实验中最常用的动物之一，其性情温顺，具有夜行性和嗜眠性，听觉和嗅觉十分灵敏，胆小怕惊。耳大，血管清晰，便于静脉注射和取血。常用于观察药物对心脏的作用和药物代谢动力学的研究。在其脑内埋藏电极，可研究药物的中枢作用。由于家兔体温对热原变化较敏感，也常用于体温实验及热原检查，也适用于避孕药的实验。

六、猫

猫（*Felis Catus*）属于哺乳纲（Mammalia）食肉目（Carnivora）猫科（Felidae）。猫的血压比较稳定，较大鼠、家兔等小动物更接近于人体，且与人基本一致，故可用于药物对血压的影响研究。对药物反应灵敏，可用于镇咳药的实验及神经生理学的研究，并可做成多种良好的疾病模型，供相关疾病的研究，如克兰费尔特（Kinefelters）综合征、白化病、脊柱裂、先天性心脏病、卟啉病、淋巴细胞白血病等。

七、狗

狗（*Canis familiaris*）属于哺乳纲（Mammlia）食肉目（Carnivora）犬科（Canidae）。其嗅觉灵敏，易于驯养，对外环境适应力强，经过训练能很好地配合实验，是医学实验中最常用的大动物。血液、循环、消化和神经系统均很发达，与人类较接近。狗是记录血压、呼吸的实验中最常用的大动物，如降压药、升血压药、抗休克药的实验。狗还可以通过训练使它顺从，适用于慢性实验；亦可用手术做成胃瘘、肠瘘，以观察药物对胃肠蠕动和分泌的影响。在进行慢性毒性试验时，也常采用狗（食肉动物代表）。

第二节　常用实验动物的品系

可将同一种实验动物按遗传特征分为不同的品系和品种。品系、品种是实验动物分类的基本单位。作为同一个品系、品种，必须具有相似的外貌特征、独特的生物学特性、稳定的遗传性能和共同的遗传来源与结构等特点。目前，关于实验动物品系的分类命名，尚未统一。现介绍两种主要的分类方法。

一、按遗传学特征分类

（一）近交系

近交系是指采用20代以上的完全同胞兄弟姐妹或亲子（子女与年轻的父母）进行交配，而培育出来的遗传基因纯化的品系。完全同胞兄弟姐妹交配因比较方便而多被采用。例如，以杂种亲本作为基代开始采用上述近交方式，至少要连续繁殖20代才初步育成近交系。到此时品系基本接近纯化，品系内个体差异很小，一般用近交系数（coefficient of inbreeding，F）代表纯化程度。完全同胞兄弟姐妹近交一代可使异质基因（杂合度）减少19%，即可使纯化程度增加19%。完全同胞兄弟姐妹或亲子交配前20代近交系数的理论值可达$F = 96.8\%$。然而纯与不纯仅从近交系数来说不足为凭，还要用许多检测遗传学纯度的方法加以鉴定。人们曾经习惯用"纯种"称呼近交系。

应用近交系动物有很多优点：①可增加实验结果的精确度，减少重复实验的次数，节省人力、物力。②实验结果易被其他实验者重复，实验的可重复性好。③每种近交系动物都有其特性，可根据实验目的的不同，而选用不同特性的近交系动物，以增加实验的准确性。

（二）突变系

突变系动物是指正常染色体的基因发生变异且具有各种遗传缺陷的动物。人们在育种过程中，由于单个基因突变，或将某个基因导入，或经过多次杂交和回交"留种"，而建立一个同类突变系。此类个体具有相同的遗传基因缺陷或病态，如侏儒、无毛、肥胖症、肌萎缩、白内障、视网膜退化等。现已育成的自然具有某些疾病的突变动物有贫血鼠、肿瘤鼠、白血病鼠、糖尿病鼠、高血压鼠和裸鼠（无毛、无胸腺）等。这些品系的动物被大量应用于相应疾病的防治研究。

（三）杂交一代

杂交一代又被称为系统杂交性动物。由两个近交系杂交产生的子一代被称为杂交一代。杂交一代既具有近交系动物的特点，又有杂交优势，生命力旺盛，体质健壮，抗病力强，与近交系动物有同样的实验效果。

（四）封闭群

封闭群是指在同一血缘品系内，不以近交方式，而进行随机交配繁殖，经 5 年以上育成的相对维持同一血缘关系的种群。此类动物具有一定的遗传差异，易大量繁殖，被广泛应用于鉴定性实验。

（五）非纯系

非纯系即一般任意交配繁殖的杂种动物。杂种动物生命力旺盛，适应性强，繁殖率高，生长快且易于饲养管理。但杂种动物无固定的遗传学特征，个体差异大，反应性不规则，实验结果的可重复性差。此类动物适用于各种筛选性实验。由于杂种动物比较经济，在教学实验中最常用。

二、按微生物学特征分类

（一）无菌动物

无菌动物是指在无菌条件下剖宫产取出，在无菌、恒温、恒湿的条件下用无菌饲料饲养的，体表、体内任何部位都检测不出微生物、寄生虫的实验动物。此类动物在细菌学、免疫学、营养及药理学实验研究中被广泛应用。

（二）指定菌（已知菌）动物

指定菌（已知菌）动物是指将一种或几种已知菌人工接种于无菌动物，使之带有已知菌的动物。

（三）无特定病原体动物

无特定病原体动物带有已知的非病原微生物。

以上三种动物被统称为悉生动物。

（四）带菌动物

带菌动物是指在一般自然环境中饲养的普通动物，其体表和体内带有多种微生物，甚至带有病原生物。因其价格低，故常用于实验教学。

第三节　实验动物性别的鉴别及编号

一、实验动物的性别鉴别

1. 小鼠和大鼠

小鼠和大鼠性别鉴别的要点：①雄鼠可见阴囊，站位时阴囊内睾丸下垂，热天尤为明显。②雄鼠的尿道口与肛门距离较远，雌鼠的阴道口与肛门比较靠近。③成熟雌鼠的腹部可见乳头。

2. 豚鼠

豚鼠的性别鉴别要点与小鼠和大鼠的基本相同。

3. 家兔

家兔的性别鉴别要点：①雄兔可见阴囊，两侧各有一个睾丸。②用拇指和食指按压生殖器部位，雄兔可露出阴茎。③雌兔的腹部可见乳头。

4. 其他较大动物：性别特点明显，不难辨认。

二、实验动物的编号

实验时，为了分组和辨别的方便，常需要事先为实验动物进行编号。常用的编号方法如下。

1. 染料标记法

（1）常用染料。红色染料，为5% 中性红或品红液；黄色染料，为3%～5% 苦味酸溶液；咖啡色染料，为2% 硝酸银溶液；黑色染料，为煤焦油的乙醇溶液。

（2）标记规则。根据实验动物被毛颜色的不同选择不同的化学药品涂染动物。

　　A. 家兔、猫、狗等动物的标记方法。用棉签蘸取不同颜色的染料溶液直接在动物背部涂写号码。若用硝酸银溶液涂写，则需要在日光下暴露 1 min。

　　B. 大鼠、小鼠的标记。通常在动物不同部位涂上有色斑点来表示不同的号码。编号原则是先左后右，先上后下。例如，编号第 1 至第 10 号，将小鼠背部分前肢、腰部、后肢的左、中、右部共 9 个区域，从左到右为第 1 至第 9 号，第 10 号不涂颜色（图 2-1）。

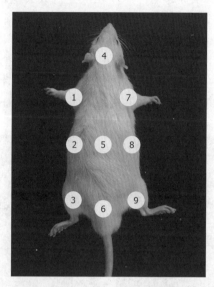

图 2-1　小鼠背部的编号

2．穿耳打孔法

　　用专门的打孔器在动物耳朵的不同部位打孔或缺口来表示一定号码。此法是小鼠常用的标记方法之一。

3．挂牌编号法

　　此法简便实用，常用于狗、猴、猫等大动物的编号。将号码烙压在圆形或方形金属牌上，金属牌常用铝板或不锈钢制作。实验前将之固定于动物的颈圈或耳上。

4．人工针刺号码法

　　先将动物被毛去除，用针在动物皮肤上刺出号码，再用酒精墨汁涂染即可。

第四节　实验动物的捉持、固定和处死

一、动物的捉持与固定

1．蛙和蟾蜍

　　用左手握住动物，以食指按压其头部前端，拇指按压背部。若需要捣毁脑和脊髓，右手持探针从相当于枕骨大孔处垂直刺入，然后向前通过枕骨大孔处刺入颅腔，左右搅动充分捣毁脑组织。然后将探针抽回至进针处，再向后刺入脊椎管，反复提插捣毁脊髓。固定方法根据实验要求。

2. 小鼠

小鼠属于小型啮齿类动物，性情较温顺，但体型小且灵活，因此，在抓取时需稳和准。捉拿法有2种：①用右手提起尾部，放在鼠笼盖或其他粗糙面上，向后上方轻拉，此时小鼠前肢紧紧抓住粗糙面（图2-2A），迅速用左手拇指和食指捏住小鼠颈背部皮肤并用小指和手掌尺侧夹持其尾根部固定手中（图2-2B）。②只用左手，先用拇指和食指抓住小鼠尾部，再用手掌尺侧及小指夹住尾根，然后用拇指及食指捏住其颈部皮肤（图2-2B）。前一方法简单易学；后一方法较难，但捉拿快速，给药速度快。需要取尾血或进行尾静脉注射时，可将小鼠装入有机玻璃或金属制的小鼠固定盒内。

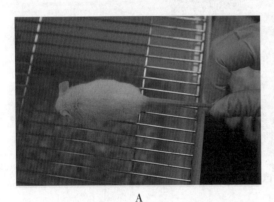 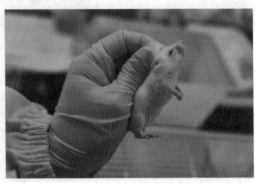

A　　　　　　　　　　　　　　　　　　B

A. 右手轻拉尾部固定；B. 左手捏住颈背部并夹持尾部。

图2-2　小鼠的捉持方法

3. 大鼠

大鼠的性情不如小鼠的温顺，且牙齿尖锐，在惊恐或激怒时易将实验操作者咬伤，故在捉拿时要小心，做到稳和准。捉拿时勿用力过猛，勿捏其颈部，以免引起窒息（图2-3A）。捉拿时，右手抓住鼠尾基部（若抓尾尖，动物会扭动易使其尾部的皮肤脱落，影响实验的进行），将大鼠放在粗糙面上，左手戴上防护手套或用厚布盖住大鼠，抓住其整个身体并固定头部以防咬伤操作者（图2-3B）。如需要固定时可将其固定于固定器内或大鼠固定板上。其固定方法基本同小鼠（图2-2A）。

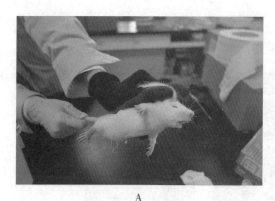 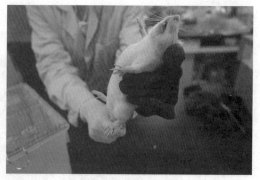

A   B

A. 右手抓尾基部，左手捏颈背部；B. 右手抓尾基部，左手抓整个身体并固定头部。

图2-3　大鼠的捏持方法

4. 豚鼠

豚鼠的性情温顺，豚鼠一般不咬人。当受惊时豚鼠会在笼内急转，造成自身损伤。捉拿时既需要稳、准又要求迅速，不能太粗野，更不能抓其腰腹部，以免造成肝破裂导致动物死亡。捉拿时以一只手的拇指和中指从豚鼠背部绕到腋下抓住豚鼠，另一只手托住其臀部。对体重小者可用一只手捉拿，对体重大者捉拿时宜用双手（图2-4）。固定方法与大鼠的基本相同。

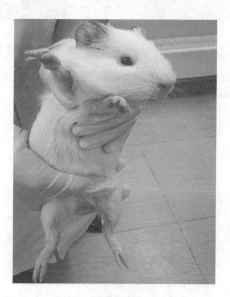

图2-4　豚鼠的抓取方法

5. 家兔

家兔的性情较温顺。其爪较尖利，应防止被抓伤。图2-5A 至图2-5C 为不正确的捉拿方法，分别会导致家兔的两肾受伤、皮下出血、两耳受伤。家兔的颈后部皮厚，可以用来抓取。捉拿时一手抓住其颈背部皮肤，轻轻将兔提起；另一手托住其臀部（图2-5D、图2-5E）。固定方法可根据实验需要而定。例如，做兔耳血管注射时，可用兔盒固定；如要做腹部注射、手术及测血压等实验时需要将家兔固定在兔手术台上，兔头可用兔头夹固定。

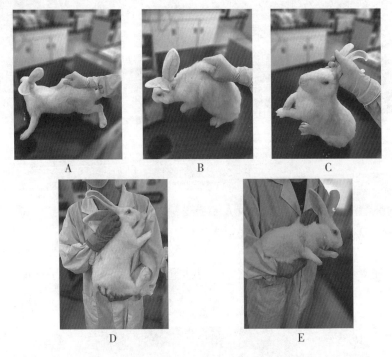

A. 可伤两肾；B. 可造成皮下出血；C. 可伤两耳；A—C. 不正确的提取方法；
D、E. 正确的提取方法，颈后部的皮厚，可以用来抓取，并用手托住兔体。

图2-5　家兔的抓取方法

6. 猫

捉拿时须注意猫的利爪和牙齿，勿被其抓伤或咬伤。操作时宜先轻声呼唤，再慢慢将手伸入猫笼中，轻抚猫的头、颈及背部，抓住其颈背部皮肤并以另一手抓其背部。如遇凶暴的猫，不让接触或捉拿时，可用套网捉拿。必要时可用固定袋将猫固定。

7. 狗

（1）狗的捆绑。在麻醉和固定狗时，为避免其咬人，应事先将其嘴捆绑。方法：用一根粗绳兜住下颌，在上颌打一结（此处亦可不打结）（图2-6A），打结时勿激怒动物，然后将两绳端绕向下颌再打一结（图2-6B），最后将两绳端引至耳后部，在颈项上打第三结，在该结上再打一活结（图2-6C）——狗嘴被捆绑后只能用鼻呼吸，如果此时鼻腔有多量黏液填积，就可能造成窒息。故动物进入麻醉状态后，应立即解绑。有些麻醉药可引起呕吐，当其用乙醚麻醉时尤应注意。

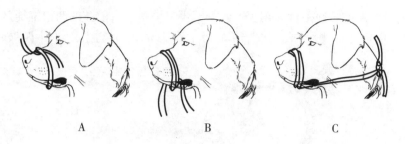

A. 兜住下颌；B. 绕向下颌再作一结；C. 引至耳后部，在颈项上打第三结。

图2-6　捆绑狗嘴的步骤

（2）头部的固定。麻醉完毕后，将动物固定在手术台或实验台上（图2-7）。固定的姿势依手术或实验种类而定。进行颈、胸、腹、股等部的实验时，多采取仰卧位。进行脑和脊髓实验时，则常选用俯卧位。依据不同的动物使用不同的固定器（图2-7A至图2-7C），固定狗头用特别的狗头固定器。狗头固定器（图2-7C）为一圆铁圈，铁圈附有铁柄，用以将狗头夹固定在实验台上。圈的中央横有两根铁条，上面的一根略呈弯曲，与螺旋铁棒相连；下面的一根平直，并可抽出。固定时先将狗舌拽出，将狗嘴伸入铁圈，再将平直铁条插入上下颌之间，然后下旋螺旋铁棒，使弯形铁条压在下颌上（仰卧位固定时）或鼻梁上（俯卧位固定时）。

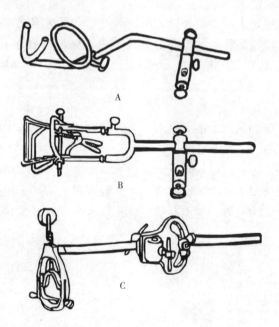

A. 兔头固定器；B. 猫头固定器；C. 狗头固定器。

图2-7　常用动物头固定器

（3）四肢的固定。一般在头部固定后，再固定四肢。先用粗棉绳的一端缚扎于踝关节的上方。若动物取仰卧位，可将两后肢左右分开，将棉绳的另一端分别缚在手术台两侧的木钩上，而前肢须平直放在躯干两侧。再将绑缚左右前肢的两根棉绳从狗背后交叉穿过，压住对侧前肢小腿，分别缚在手术台两侧的木钩上。绑扎四肢的扣结见图2-8。

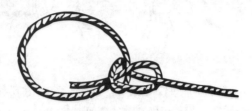

图2-8 绑扎动物四肢的扣结

二、实验动物的处死

1. 颈椎脱臼法

颈椎脱臼法最常用于小鼠的处死。用拇指和食指压住小鼠头的后部，另一手捏住小鼠尾巴，用力向后上方牵拉，使之颈椎脱臼，延脑与脊髓离断而死亡。处死大鼠也可用此法，但需要较大力气。

2. 空气栓塞法

空气栓塞法主要用于大动物的处死。用注射器将空气快速注入静脉或心脏，使动物发生静脉空气栓塞，特别是肺动脉栓塞而致死。对于兔，一般选用耳缘静脉；对于狗，一般选用由前肢或后肢皮下静脉注射。一般可注入兔与猫10～20 mL 空气；可注入狗70～150 mL 空气。

3. 心脏取血法

用粗针头一次针刺心脏大量抽取血液，可致动物死亡。此法常用于豚鼠、猴等。

4. 大量放血法

大鼠可采取摘除眼球，由眼眶动脉放血致死。断头、切开股动脉亦可使其大量失血而死。家兔可在麻醉情况下，由颈动脉放血，并轻轻挤压胸部，尽可能使之大量放血致死。此法处理动物时较为安静，对内脏器官无损伤，是同时采集病理切片标本和血液的一种较好办法。

5. 断头法

断头法适用于小鼠、大鼠和蛙类的处死。蛙类可用剪刀剪去头部，也可用探针经枕骨大孔破坏脑和脊髓处死。

6. 其他方法

其他方法有电击法、注射或吸入麻醉剂法等。静脉注射大剂量戊巴比妥钠等麻醉药，则可使动物在死前免受痛苦。

第五节 实验动物的给药途径和给药方法

一、经消化道给药

1. 灌胃法

（1）小鼠灌胃法（图2-9）。将小鼠放在粗糙面上，左手拇指和食指捏住小鼠颈背部皮肤，无名指或小指将尾部紧压在手掌上，使小鼠腹部朝上，注意使口腔和食管成一直线。右手持灌胃针管（在1～2 mL注射器上连接12—16号注射针头，尖端部磨钝，针头长4～5 cm，直径约为1 mm），从小鼠口角插入口腔内，然后用灌胃管轻压小鼠头部，经舌面紧贴上腭进入食管，进针2～3 cm后，如此时动物安静并无呼吸异常，即可将药注入。如遇阻力或动物憋气时则应抽出重插，不能强插以免刺破食管或误入气管使动物死亡。药液注完后轻轻退出灌胃管。操作时应动作轻柔、细致，以防损伤食道及膈肌。灌胃量一般为0.1～0.3 mL/10 g。

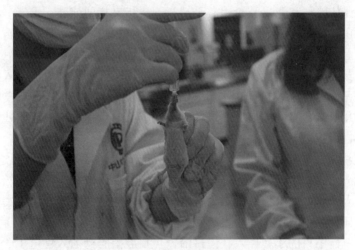

图2-9 小鼠灌胃法

（2）大鼠灌胃法（图2-10）。大鼠灌胃法与小鼠灌胃法相似。右手提起鼠尾，将鼠放在粗糙物上面，左手的拇指和中指分别放到大鼠的左右腋上，食指放于颈部，固定鼠头并握住鼠的背部，使其头颈部拉直，腹面朝上。右手持灌胃针管（长6～8 cm，直径约为1.2 mm，尖端呈球状），将灌胃管放在门齿与臼齿之间的裂隙，使灌胃管沿着口腔上部向后达到喉头，再将灌胃管送入食管之前让大鼠吞咽。如大鼠不吞咽，轻轻转动灌胃管刺激其做吞咽动作。注意左手不要抓得太紧，以免颈部皮肤向后拉勒住食管使灌胃管不易插入。为防止灌胃管插入气管，应先回抽注射器针栓，无空气抽回说明不在气管内，即可注药。一次灌胃量一般为1 mL/100 g。

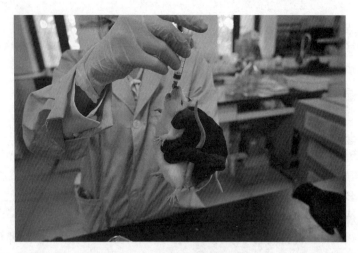

图 2－10　大鼠灌胃法

（3）豚鼠灌胃法。豚鼠体重小于 200 g 时，灌胃方法可与大鼠相同；体重大于 200 g 时，应用木制开口器和导尿管灌胃。以后者为例，灌胃时助手以左手从动物背部把后肢伸开，握住腰部和双后肢，用右手拇指、食指夹持两前肢。术者一人右手用木制的开口器横放在豚鼠口中，将其舌头压在开口器之下；另一人将导尿管自开口器中央的小空插入，沿上颌壁慢慢插入食道，轻轻向前推进插入胃内。插管完毕后，先回抽注射器针栓，无空气抽出时，再慢慢推注药液。如回抽出空气，说明可能插入气管，应拔出重插。药物注完后应再注入生理盐水 2 mL，将管内残存药物冲入。当拔出插管时，应捏住导尿管的开口端，先慢慢抽出；当抽到近咽喉部时快速抽出，以防残留的液体进入咽喉部，使动物呛咳。

（4）家兔灌胃法。使用兔固定箱时，可一人操作。右手将开口器固定于家兔口中，舌压在开口器下面，左手将导尿管经开口器中央小孔插入。如无兔固定箱，则需要两人协作进行。一人就座，腿上垫好围裙，将家兔的躯体夹于两腿间，左手紧握双耳，固定其前身，右手抓住其两前肢。另一人将开口器横放于家兔上下颌之间，固定在舌面上，将导尿管自开口器中央的小孔插入，慢慢沿家兔口腔上腭壁插入食道 15 ～18 cm。插管完毕将胃管的外口端放入水杯中，切忌伸入水过深。如有气泡从胃管逸出，说明导尿管不在食道内而是在气管内，应拔出来重插。如无气泡逸出，则可将药推入，并以少量清水冲洗导尿管保证管内药液全部进入胃内。最后，导尿管的拔出同豚鼠灌胃操作。

2. 口服法

如药物为固体剂型时，可直接将药物填充入胶囊放入动物口中，令其口服咽下，或将药物混入饲料或饮水中，让其服下。

二、注射给药法

1. 皮下注射

一般选取背部及后腿皮下进行操作。

（1）小鼠皮下注射。通常在小鼠背部进行皮下注射。注射时以左手拇指和中指将小鼠颈背部皮肤轻轻提起，食指轻按其皮肤，使其形成一个三角形小窝，右手持注射器从三角窝下部刺入皮下。轻轻摆动针头，若容易摆动则表明针尖在皮下，此时可将药液注入。针头拔出后，以左手在针刺部位轻轻捏住皮肤片刻，以防药液流出。大批动物注射时，可将小鼠放在鼠笼盖或粗糙平面上，左手拉住尾部，小鼠自然向前爬动。此时右手持针迅速水平刺入背部皮下，推注药液。给药剂量一般为 0.1～0.2 mL/10 g。

（2）大鼠皮下注射。注射部位可在大鼠背部或后肢外侧皮下。操作时轻轻提起注射部位皮肤，将注射针头刺入皮下后推注药液。一次给药剂量不超过 0.5 mL/100 g。

（3）豚鼠皮下注射。通常在豚鼠的大腿部内侧面进行皮下注射。固定豚鼠后，左手固定注射侧的后肢并充分提起皮肤，右手持注射器，针头与皮肤呈45°刺入，确定针头在皮下后推入药液。注射完毕后应指压刺入部位并轻轻揉之。

（4）家兔皮下注射。可在背部或颈部注射，方法参照小鼠皮下注射法。针头应选用稍大的（6—7 号），给药剂量一般为 0.3～1.0 mL/kg。

2. 腹腔注射法

（1）小鼠腹腔注射（图 2 - 11）。左手固定动物，使腹部向上，头呈低位。右手持注射器，在小鼠下腹部腹白线稍向左或右的位置，从下腹部朝头方向刺入皮肤，针头到达皮下后，沿皮下向前推进3～5 mm，然后使注射器针头与皮肤呈45°刺入腹膜。针头刺入腹膜后感抵抗力消失，此时在保持针头不动的状态下回抽针栓，如无回血或尿液，则可推入药液。一次可注射量为 0.1～0.2 mL/10 g。切勿使针头向上注射，以防针头刺伤内脏。

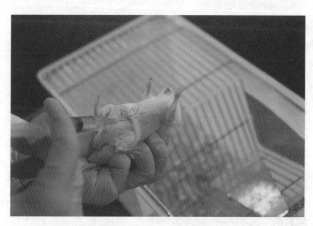

图 2 - 11　小鼠腹腔注射法

（2）大鼠、豚鼠、家兔、猫等的腹腔注射。大鼠、豚鼠、家兔、猫等的腹腔注射皆可参照小鼠腹腔注射法，但应注意家兔与猫在腹白线两侧注射（应在离腹白线约1 cm 处进针）。

3. 肌内注射法

肌内注射法较少用，但当给动物注射不溶于水而混悬于油或其他溶剂中的药物时可用。

（1）小鼠、大鼠、豚鼠肌内注射。一般因肌肉少，不做肌内注射。需要时，可将动物固定后，一手拉直动物左或右侧后肢，将针头刺入后肢大腿外侧肌肉内。小鼠一侧药液注射少于 0.4 mL，针头选用5—7 号。

（2）家兔肌内注射。可选两臂或股部。固定动物，右手持注射器，令其与肌肉呈60°一次刺入肌肉中。先抽回针栓，视无回血时将药液注入。注射后轻轻按摩注射部位，帮助药液吸收。

4. 静脉注射法

根据动物种类的不同选择合适的静脉进行注射。

（1）小鼠、大鼠。对小鼠、大鼠进行静脉注射时一般采用尾静脉注射，图 2 – 12 为小鼠尾静脉注射。注射前先将动物固定于固定器内（可采用铁丝笼、金属筒或底部有小孔的玻璃筒），使其整个尾部外露，以右手食指轻弹尾尖部。必要时可用 45 ～ 50 ℃ 的温水浸泡尾部 1～2 min 或用 75% 乙醇溶液擦拭尾部，或者将小鼠先放在 45 ～ 50 ℃ 的加热板上做运动，使其全部血管扩张充血。以拇指与食指捏住尾根部两侧，无名指和小指夹持尾尖部，中指从下托起尾巴固定之。选择一根最为充盈的血管，右手持 4 号针头使其与尾部呈 30°刺入静脉，针头在静脉内平行推进少许，左手三指连针头和鼠尾一起捏住固定，以防动物活动时针头脱出。回抽见血，且推动药液无阻力、并可见沿静脉血管出现一条白线说明针头在血管内，可注药（小鼠因血管太小无须回抽见血）。如遇到阻力较大，局部发白变硬时，说明针头不在静脉内，须拔出针头重新穿刺。注射完毕后拔出针头，轻按注射部止血。一般选择尾两侧静脉，针刺宜从尾尖端开始，渐向尾根部移动，以备反复应用。一般一次注射量为0.05 ～ 0.20 mL/10 g。大鼠亦可舌下静脉注射或待其麻醉后，切开其大腿内侧皮肤进行股静脉注射，也可颈外静脉注射。

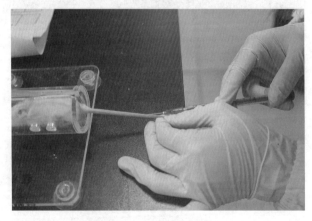

图 2 –12   小鼠尾静脉注射法

尾静脉注射要点：①注射前使尾静脉尽量充血。②用较细的针头注射。③刺入后一定要使针头与血管走向平行。④进入血管后要将针头与鼠尾一起固定好。⑤初次注射部位尽量选尾静脉后 1/3 处。

（2）豚鼠。可选用前肢皮下头静脉、耳壳静脉、外颈静脉或脚背中足静脉等多部位对豚鼠进行静脉注射，偶尔还可进行心内注射。一般在前肢皮下头静脉进行穿刺易成功。也可麻醉后将后肢皮肤切开，暴露胫前静脉，直接穿刺注射。一般一次注射量不超过 2 mL。豚鼠的血管比较脆弱，操作时应特别小心。

（3）家兔。对家兔进行静脉注射时一般采用耳缘静脉（图 2-13）。注射前先剪除其表面皮肤上的毛并用水湿润局部，血管即显现出来。可先轻弹或用酒精棉球揉擦耳尖部并用左手食指和中指轻夹耳根部，拇指小指夹住耳边缘部分，以左手无名指放在其下作垫。待静脉显著充盈后，右手持带有 6—8 号针头的注射器刺入静脉（第一次进针点要尽可能靠远心端，以备反复注射使用）。顺着血管平行方向深入 1 cm 后，放松对耳根处血管的压迫，左手拇指和食指移至针头刺入部位，将针头与兔耳固定，针头刺入血管后再稍向前推进。回抽针栓。若有回血，轻轻推动针栓。若无阻力和局部皮肤发白、隆起现象，即可进行药物注射。否则应立即拔出针头，在原注射点的近心端重新刺入。注射完毕，用棉球压住针刺孔拔出针头。若实验过程中需要补充麻醉药或静脉给药，可不拔出针头，用动脉夹将针头与兔耳固定，只拔下注射器筒，连接三通管以防止血液流失，可备下次注射时使用。

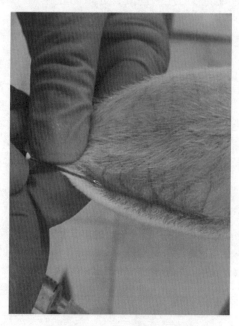

图 2-13　家兔耳缘静脉注射

（4）狗。抓取狗时，要用特制的钳式长柄夹夹住狗颈部，将它压倒在地，由助手将其固定好。对已麻醉的狗可选用股静脉给药，对未麻醉的狗应采用前肢皮下头静脉或后肢隐静脉注射（图 2-14A）。注射前先除去注射部位的毛，扎紧橡皮带使静脉充盈，针头朝向近心端刺入静脉,回抽针栓,有回血即可推注药液(图2-14B)。

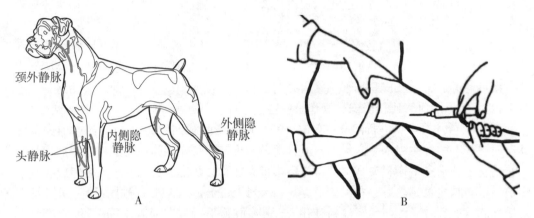

A. 狗静脉示意;B. 狗后肢静脉注射给药法。

图2-14 狗后肢静脉注射

5. 淋巴囊注射法

蛙及蟾蜍有多个淋巴囊,在此处注入药物易于吸收,故常用淋巴囊给药(图2-15)。一般多选腹淋巴囊作为注射部位:将针头先经蛙后肢上端刺入,经大腿肌肉层,再刺入腹壁皮下腹淋巴囊内,然后注入药液,才可防止拔出针头后药液外漏。注射量为每只0.25~1.00 mL。

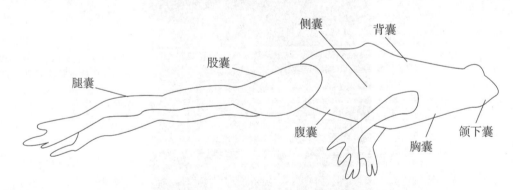

图2-15 蛙及蟾蜍的皮下淋巴囊

第六节 实验动物的麻醉和处死法

一、麻醉药的种类

在进行在体动物实验时，为了使动物更接近生理状态，宜选用清醒状态的动物。有的实验必须使用清醒动物，但在进行手术或实验时为了避免因疼痛或挣扎而影响实验结果，常人为麻醉动物后再进行实验。麻醉动物时，应根据不同的实验要求和不同的动物种属选择适当的麻醉药。

1. 局部麻醉

进行浸润麻醉、阻滞麻醉和椎管麻醉时常用 0.5% ～ 1.0% 普鲁卡因溶液，进行表面麻醉时宜选用 2% 丁卡因溶液。

2. 全身麻醉

（1）吸入麻醉。对小鼠、大鼠和家兔常用乙醚吸入麻醉。将浸过乙醚的脱脂棉花铺在麻醉用的玻璃容器底部，实验动物置于容器内，容器加盖。乙醚具挥发性，经呼吸道进入肺泡后对动物进行麻醉，被吸入后 15 ～20 min 开始发挥作用，适用于时间短的手术过程或实验。内放置乙醚棉球可追加麻醉时间。采用乙醚麻醉，麻醉的深度易于掌握，比较安全，麻醉后苏醒也快。但在麻醉初期，动物常出现强烈兴奋的现象，且因其对呼吸道有较强的刺激作用，可使黏液分泌增多以致堵塞呼吸道。因此，对于经验不足的操作者，用乙醚麻醉动物时容易因麻醉过深而致动物死亡。另外，乙醚易燃、易爆，故需要专人管理。使用时应避火，通风，注意安全。

（2）注射麻醉。注射麻醉适用于多种动物，注射方法不一。不同动物对注射麻醉药的反应不尽相同，故需要根据实验的目的针对不同的实验动物选用合适的麻醉药种类和剂量。

A. 巴比妥类。各种巴比妥类药物的吸收和代谢速度不同，其作用时间亦有差异。戊巴比妥钠（sodium pentobarbital；nembutal）的作用时间为 1～2 h，属中效巴比妥类。实验中最为常用。常配成 1%～5% 的水溶液，由静脉或腹腔给药；环己烯巴比妥类（sodium hexobarbital；sodium evipan）作用时间为 15 ～ 20 min；硫喷妥钠（sodium thiopental；sodium pentothal）作用时间仅 15 s 至 2 min，属短效或超短效巴比妥类，适用于较短时程的实验。

巴比妥类对呼吸中枢有较强的抑制作用，麻醉过深时呼吸活动可完全停止，故应用时须防止给药过多、过快。巴比妥类对心血管系统也有复杂的影响，故不是研究心血管机能的实验动物的理想麻醉药品。

B. 水合氯醛。水合氯醛常被配成 5% 或 10% 生理盐水溶液。配制时可适当加热，使其溶解，但加热温度不宜过高，以免降低药效。本药的安全度大，能导致持久的浅麻醉，对植物性神经中枢的机能无明显抑制作用，对痛觉的影响也极微，故特别适用于研究要求保留生理反射（如心血管反射）或研究神经系统反应的实验。

C. 乌拉坦。乌拉坦，又名乌来糖或氨基甲酸乙酯（urethane），为白色结晶颗粒状，易溶于水。可导致较持久的浅麻醉，对呼吸无明显影响。乌拉坦对兔的麻醉作用较强，是家兔急性实验常用的麻醉药，对猫和狗则起效较慢。在大鼠和兔中能诱发肿瘤，故不适用于需长期存活的慢性实验动物。使用时配成10%～25%的溶液。

与乙醚比较，巴比妥类、水合氯醛和乌拉坦等非挥发性麻醉药的优点：①使用方法简便。②一次给药（硫喷妥钠和环己烯巴比妥钠除外）可维持较长时间的麻醉状态。③手术和实验过程中不需要专人管理麻醉。④麻醉过程比较平稳，动物无明显挣扎现象。但应用此类麻醉药的动物苏醒较慢。

二、各种动物的麻醉方法

1. 小鼠
可根据需要选用吸入麻醉或注射麻醉。进行吸入麻醉时，常用乙醚；注射麻醉药时，多采用腹腔注射法。

2. 大鼠
对大鼠多采用腹腔麻醉，也可用乙醚进行吸入麻醉。

3. 豚鼠
对豚鼠可进行腹腔麻醉，也可将药液注入背部皮下。

4. 猫
对猫多用腹腔麻醉，也可用前肢或后肢皮下静脉注射法。

5. 家兔
对家兔多采用耳缘静脉麻醉。注射麻醉药时前2/3量注射应快，后1/3量要慢，并密切观察兔子的呼吸及角膜反射等变化。应用巴比妥类麻醉药时，特别要注意呼吸的变化。当呼吸由浅快转为深慢时，表明麻醉深度已足够，应停止注射。

6. 狗
对狗多用前肢或后肢皮下静脉注射。

三、麻醉时的注意事项

1. 耐受性
不同动物个体对麻醉药的耐受性是不同的。因此，在麻醉过程中，除参照上述一般药物用量标准外，还必须密切注意动物的状态，以决定麻醉药的用量。麻醉的深浅，可根据呼吸的深度和快慢、角膜反射的灵敏度、四肢及腹壁肌肉的紧张性以及皮肤夹捏反应等进行判断。当呼吸突然变深变慢、角膜反射的灵敏度明显下降或消失，四肢和腹壁肌肉松弛，皮肤夹捏无明显疼痛反应时，应立即停止给药。静脉注药时应坚持先快后慢的原则，避免动物因麻醉过深而死亡。

2. 呼吸

麻醉过深时，最易观察到的是呼吸极慢甚至停止，但仍有心跳。此时首要的处理措施是立即进行人工呼吸。可用手有节奏地压迫和放松胸廓，或推压腹腔脏器使膈上下移动，以保证肺通气。与此同时，迅速做气管切开并插入气管套管，连接人工呼吸机以代替徒手人工呼吸，直至主动呼吸恢复。还可给予苏醒剂以促恢复。常用的苏醒剂有咖啡因（1 mg/kg）、尼可刹米（2～5 mg/kg）和山梗菜碱（0.3～1.0 mg/kg）等。心跳停止时应进行心脏按压，注射温热生理盐水和肾上腺素。实验过程中如麻醉过浅，可临时补充麻醉药，但一次注射剂量不宜超过总量的1/5。

3. 体温

动物在麻醉期体温容易下降，要注意保温，在寒冷冬季做慢性实验时，麻醉剂在注射前要加热至动物体温水平。

第七节　急性动物实验的基本操作技术

一、动物基本操作技术

1. 切口和止血

用哺乳动物进行实验时，在做皮肤切口之前，先预定切口部位并将其周围的被毛剪去，暴露手术视野皮肤。然后选好确切的切口部位和范围，必要时做出标志。切口的大小要适当，既要便于手术操作，又不过多地损伤组织器官。如切口过大容易使体温散失，污染的机会增加。做切口时，手术者左手拇指外展，另外四指并拢将预定切口两侧的皮肤绷紧固定，右手持手术刀，以适当的力量，一刀全线切开皮肤和皮下组织，直至肌层表面。此时必须注意解剖学特点，以少切断神经血管为准则。若肌纤维行走方向与切口方向一致，可剪开肌膜，用手术刀柄、止血钳或手指将肌纤维钝性分离至所需长度，否则便需要将肌肉横行切断或剪断。切口由外向内，应外大内小，以便于观察和止血。

在手术过程中必须注意及时止血，否则动物出血过多会造成手术视野模糊，影响操作。出血的处理视破裂血管的大小而定。微血管渗血，可用温热盐水纱布轻轻按压止血（干纱布只用于吸血，不可用以揩擦组织，以防损伤组织和使血凝块脱落）；较大血管出血，需要先用止血钳将出血点及其周围的小部分组织一并夹住，然后用线结扎；更大血管出血，或血管虽不是很大，但出血点较多且较集中（如肌肉的横断面），最好用针线缝过局部组织，进行贯穿结扎，以免结线松脱；大动脉破裂出血时，切不可用有齿的镊子或血管钳直接夹住管壁，而应先用纱布压住出血部位，吸干血后，小心打开纱布，观察出血点位置，迅速用手指捏住动脉破裂处，用动脉夹夹住血管近心端，再做进一步处理。

在开颅过程中，如果出现颅骨出血，可用湿纱布吸去血液后，迅速用骨蜡涂抹止血。如遇硬脑膜上的血管出血，可结扎血管断端，或用烧灼器封口。如果是软脑膜出血，应该轻轻压上止血海绵。

在实验间歇期间，应将创口暂时闭合，并用温盐水纱布覆盖，以防组织干燥和体内热量散失。

2. 肌肉、神经与血管的分离

分离肌肉时，应该用止血钳在整块肌肉与其他组织之间，顺着肌纤维方向，将肌肉一块块地进行分离。绝不能在一块肌肉的肌纤维间任意穿插，若如此，不仅很难将肌肉分离，而且容易损伤肌纤维引起出血。若必须将肌肉切断，应先用两把止血钳夹住肌肉（小块或薄片肌肉也可用两道丝线结扎），然后在两止血钳间切断肌肉。

神经和血管都是比较娇嫩的组织，因此，在剥离过程中要仔细耐心、动作轻柔。剥离较小的神经和血管，可用玻璃分针沿其走向进行分离，必要时可用眼科剪帮助分离周围的软组织。在剥离粗大的神经、血管时，应先用蚊式止血钳将神经或血管周围的结缔组织稍加分离，然后用大小适宜的止血钳将其从周围的结缔组织中游离出来。若遇坚硬的组织或神经小分支，可用眼科剪剪断，切勿强行牵拉，以免造成损伤。遇到小动脉分支，可用两条线在两端牢固结扎后，在中间剪断。游离段的长短，视需要而定。

剥离神经、血管切不可用带齿的镊子进行剥离，也不许用止血钳或镊子夹持，以免其结构或机能受损。在剥离神经或血管时，要特别注意保持局部的自然解剖位置，不要把结构关系弄乱。剥离完毕后，在神经或血管的下方穿以浸透生理盐水的缚线（根据需要穿一根或两根），以备刺激时提起或结扎之用。然后用浸以生理盐水的棉絮或纱布覆盖，以防组织干燥，或在创口内滴加适量温热（37 ℃左右）石蜡油，使神经浸泡其中。

3. 气管切开及插管术

在哺乳类动物急性实验中，为了保持动物呼吸道的通畅，一般均要做气管切开手术。一方面切开气管和插入气管插管可使动物保持呼吸通畅，另一方面为实验要求做准备。

方法：令动物仰卧于手术台上，术前剪去其颈部的毛，在紧靠喉头下缘颈前正中线处切开皮肤（切口长短因动物不同而异，兔的约为 4 cm，狗的可稍长一些），用止血钳分离颈前正中的肌肉，小心游离出气管，注意止血钳不能插入过深以免损伤气管和其他小血管。也可以用两食指沿左右胸骨舌骨肌中缝轻轻向上下拉开，此时即可见到气管。

在已暴露的气管下，分离一段气管与食管间的结缔组织，用镊子穿过一条较粗的缚线。然后在甲状软骨下 1~2 cm 处的两软骨环之间横向切开气管前壁，再用尖剪刀向气管下端朝肺方向做一个约 0.5 cm 的纵切口，使整个切口呈"T"形。若气管内有分泌物或血液，要用小棉球拭净，然后一手提起气管下的缚线，另一手将一口径适当的气管插管由切口向肺端插入气管腔内，用事先穿过的缚线结扎固定之。

插入插管后须仔细检查，若管内有血液，须拔出插管，经止血处理后再插入。

4. 静脉插管法

在急性动物实验中，为了方便随时静脉内给药，常需要进行静脉内插管。常用的静脉内插管为一软硬适中的无毒塑料管，一端插入静脉管腔，另一端套入大小匹配的注射针头，针头与注射器连接（注射器内最好吸入少量的抗凝剂，以防血液凝固）。插管前应先将注射器内的空气驱尽，塑料导管充满生理盐水。

静脉导管的插入部位应按需要而定。以狗为例（常选用股静脉插管），操作前先剪去腹股沟三角区的长毛，沿血管走向做 1 个 4～5 cm 长的皮肤切口。用小止血钳钝性分离肌肉和深筋膜，暴露出股神经和股血管，用蚊式止血钳将股静脉分离出一段，在其下方穿两条缚线，用其中一条将被游离的静脉远心端结扎，左手提起结扎线，右手持锐利眼科剪在结扎线头侧附近与血管呈 45°将静脉管壁剪 1 个"V"形斜口，然后将充满生理盐水的塑料导管插入管腔内，再用另一根缚线结扎固定即可。

5. 静脉注射和采血方法

静脉注射方法详见前述静脉注射麻醉药项。静脉采血方法与注射法相同，只是在针头刺入血管后不解除静脉近心端的压迫，使静脉继续保持充盈状态，供给足够血源以便将血液迅速抽出。

二、动物常用离体标本的制备

离体组织器官法离体实验中常用到各种动物的离体标本。它是利用动物的离体组织、器官或生物致病因子（微生物、寄生虫等），置于一定的存活条件下进行观察的一种实验方法。以下介绍几种常用的动物离体标本的制备方法。

1. 坐骨神经－腓神经标本

常用动物为蟾蜍或蛙来制作坐骨神经－腓神经标本。

（1）破坏脑脊髓。取 1 只蛙，用自来水冲洗干净。左手握蛙，用拇指按压背部，食指按压头部前端使其前俯，用右手食指的指甲由头端沿正中线向下滑动，至耳鼓膜后缘连线前约 3 mm 处可触及一横沟，其中点相当于枕骨大孔（图 2 - 16）。用探针由此处垂直刺入枕骨大孔，折入颅腔，左右捻转探针，以破坏脑组织；其后，将探针退至枕骨大孔，将针头转向后，刺入椎管，反复提插以破坏脊髓。此时，如蛙四肢松软，呼吸消失，表明脑和脊髓已被完全破坏。

（2）剪除躯干上部及内脏。用粗剪刀在骶髂关节水平以上 0.1～1.0 cm 处剪断脊柱，左手捏住脊柱下方断端（注意不要损伤腹两侧的坐骨神经干），用拇指压住骶骨，使蛙头和内脏自然下垂，右手持粗剪刀沿脊柱两侧剪除一切内脏及头胸部，留下后肢、骶骨、部分胸段、腰段脊柱及紧贴于脊柱两侧的坐骨神经。

（3）剥皮、分离两腿。先剪去肛周一圈皮肤，然后一手捏住脊柱断端，另一只手捏住断端皮肤边缘，用力向下剥掉全部后肢皮肤。再用粗剪刀将脊柱沿正中线剪开分为两半，标本放在盛有林格氏液（Ringer's solution，又被称为复方氯化钠溶液）的培养皿中。完毕洗净手及用过的器械。

（4）游离坐骨神经－腓神经（图 2 - 17）。将一腿标本腹面朝上置于蛙板上，用玻璃分针沿脊柱旁游离坐骨神经，并于近脊柱处穿线结扎。再将标本背面朝上放置，把梨状肌及附近的结缔组织剪去。循坐骨神经沟找出坐骨神经的大腿段，用玻璃分针仔细剥离，然后从脊柱根部将坐骨神经剪断，手持结扎线将神经轻轻提起，剪断坐骨神经的所有分支，并将神经一直游离至腘窝处。坐骨神经在腘窝上方分为胫神经和腓神经两支，在分叉下剪断内侧的胫神经。腓神经于腓肠肌沟内下行至足部，在踝关节水平用线结扎腓神经并剪断即成为坐骨神经－腓神经标本。也可剪断腓神经而分离胫神经，制成坐骨神经－胫神经标本。

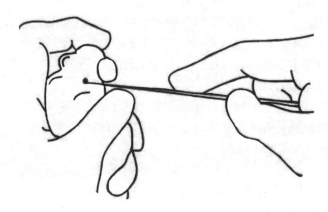

图2-16　蛙脑脊髓破坏方法

标本制成后，浸于林格氏液中 10 ～ 20 min，待其兴奋性相对稳定后即可用于实验。

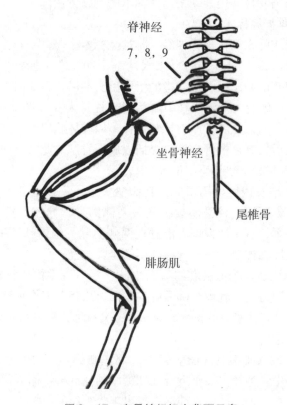

脊神经

7，8，9

坐骨神经

尾椎骨

腓肠肌

图2-17　坐骨神经标本背面示意

注意事项：①制备坐骨神经干标本时应做钝性分离，动作须轻柔细致，避免过度牵拉或用金属器械、手捏碰神经干。②制备标本时应随时对神经干滴加林格氏液，以保持神经湿润，并将暂时不用的神经置于林格溶液培养皿中保存。

2．离体骨骼肌标本

常用蛙类离体骨骼肌标本。

（1）坐骨神经腓肠肌。从破坏脑脊髓至游离坐骨神经等步骤同坐骨神经 – 腓神经标本的制备。将游离干净的坐骨神经搭于腓肠肌上，在膝关节周围剪掉全部大腿肌肉并用粗剪刀将股骨刮干净，然后在股骨上中部剪去上段股骨，即保留下 2/3 股骨。用镊子将腓肠肌与跟腱分离并穿线结扎，结扎后剪断跟腱。游离腓肠肌至膝关节处，然后从膝关节囊将小腿其余部分剪掉，仅保留腓肠肌起始点与骨的联系，这样就制得一个具有附着在股骨上的腓肠肌并带有支配腓肠肌的坐骨神经的标本（图 2 – 18）。

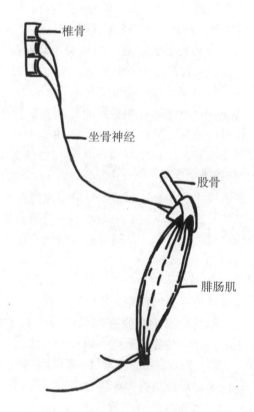

椎骨

坐骨神经

股骨

腓肠肌

图 2 – 18 坐骨神经腓肠肌标本制备法

注意事项：①制备过程中，勿使动物的皮肤分泌物和血液等沾污神经及肌肉，若已有也不能用水冲洗，以免影响组织的机能。②避免用金属器械、手捏碰支配腓肠肌的神经分支。

（2）离体蛙腹直肌。破坏蟾蜍脑脊髓后（图 2 – 16），将其仰卧固定在蛙板上。沿腹正中线剪开皮肤，暴露出自剑突至耻骨联合处的左右两条腹直肌，中间可见腹白线。用剪刀沿腹白线将两条腹直肌分开并与两侧腹斜肌分离，在每条腹直肌（宽 0.5 cm，长 2.0～2.5 cm）两端穿线结扎，剪断后浸于林格氏液中进行休整备用。

3. 离体蛙心脏

用于离体心脏实验的动物分为冷血动物和温血动物，实验生理科学中较常用冷血动物蛙类的心脏。这里介绍两种方法。

（1）斯氏（Straub）蛙心插管法的操作步骤（图 2 - 19）。取蟾蜍或青蛙 1 只，破坏其脑脊髓后背位固定（腹面朝上）于蛙板上，左手持手术镊提起胸骨区皮肤，右手持剪刀剪开胸前区皮肤，剪去胸骨（注意使剪刀紧贴胸壁伸入胸腔，勿伤及内脏），暴露心脏。用眼科镊提起心包膜，右手持眼科剪在心脏收缩时小心将其剪破，使心脏完全暴露出来。仔细识别心脏周围的大血管后，将右主动脉结扎，同时在左主动脉下穿一细线，打一虚结备用。用眼科镊轻提左主动脉，右手用眼科剪在动脉圆锥的前端沿向心方向剪一"V"形切口，然后将装有林格溶液的蛙心插管从切口插入主动脉，轻轻向右主动脉方向移动插管，使插管长轴与心脏一致。当插到主动脉圆锥时，再将插管稍向后退，使尖端向动脉圆锥的背部后方及心尖方向推进，于心室收缩时使插管经主动脉瓣插入心室（切忌用力过大和插管过深，以免心壁堵住插管下口）。此时可见插管内林格氏液面随蛙心舒缩而上下波动，立即将预先准备好的虚结扎紧，并固定于插管的侧钩上。用吸管吸去蛙心插管内林格氏液及血液，以林格氏液冲洗 1～2 次，然后剪断两主动脉弓，轻提蛙心插管，以抬高心脏，在心脏背面静脉窦与腔静脉交界处用线结扎（注意勿结扎静脉窦），剪断结扎线上的血管，使心脏与蛙体分离。再用林格氏液将蛙心插管内血液冲洗数次，直到灌流液无色为止，保持插管内液面高度恒定，即可固定后备用。

注意事项：①在左主动脉剪口前，应先用蛙心插管的细端置动脉球处与动脉平行再选择适宜的剪口，以免剪口过高或过低。②插好插管的蛙心存放在冰箱内，可供数日使用。③保持离体心脏外部湿润。

（2）八木氏蛙心灌流法的操作步骤（图 2 - 20）。取蟾蜍或蛙 1 只，同上法暴露心脏。用眼科镊将 1 条已浸湿林格氏液的线穿过主动脉下面，用另一条线也穿从主动脉下面穿过并尽量向远端结扎。结扎除主动脉及腔静脉外的全部（林格氏液）血管后，用镊子提起后腔静脉，用眼科剪在后腔静脉下剪一切口，把预先装有林格氏液的八木氏静脉套管从此口插入（图 2 - 20），如插入部位准确，则心脏颜色变浅，此时可继续加入灌流液。将心脏内余血冲洗干净后，结扎固定静脉套管。再翻正心脏，绕主动脉干穿一条线备用。用眼科剪在左侧主动脉上剪一小口，将蛙心动脉套管沿向心方向插入（尖端不深入动脉圆锥）。此时可见套管内有灌流液流出，随即扎紧套管，剪断前后腔静脉和主动脉使心脏完全离体。将动脉套管与静脉套管合起来，让由动脉流出的液体流入有刻度的静脉套管内，如此形成离体循环系统。用林格氏液反复洗换静脉套管内的灌流液，直到灌流液呈无色透明为止。将灌流装置固定在铁支架上，以备实验中使用。

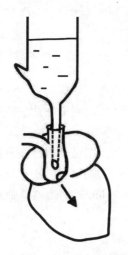
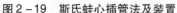

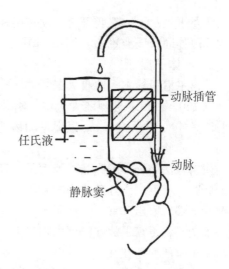

图2-19 斯氏蛙心插管法及装置   图2-20 八木氏蛙心灌流装置

注意事项：①不要损伤静脉窦。②保持离体心脏外部湿润。③静脉套管内林格氏液液面高度应始终保持恒定。④血管不可扭曲，以免阻断血流。

4. 离体主动脉条

实验对象多为家兔或大鼠。

取家兔或大鼠1只，猛击其头致死，立即剖开胸腔，分离胸主动脉，尽可能于近心脏处把其切断，迅速置于盛有克氏液（Krebs solution）并通以95%氧气及5%二氧化碳的培养皿中，剔除血管外结缔组织及脂肪，洗去凝血块，轻轻套在较主动脉稍小的玻璃棒上。然后用眼科剪把主动脉作螺旋形剪开，制成宽约3 mm、长1.5～2.0 cm的主动脉条，两端分别用线结扎，置于盛有克氏液并通以95%氧气及5%二氧化碳的恒温37 ℃的麦氏浴管内，平行90～120 min后进行实验。也可把胸主动脉剪成多个宽2 mm的动脉环代替血管条做实验。

注意事项：①本标本勿用手拿，应以镊子夹取，且不可在空气中暴露过久，以免失去敏感性。②克氏液必须用新鲜蒸馏水配制。③余下的动脉条连同克氏液置于4 ℃冰箱中，1～2天内仍可用于实验。④采用大鼠主动脉条时，可按照宽2.0～2.5 mm，长2～3 cm的规格制取。

5. 离体肠管

实验对象为家兔、豚鼠、大鼠等哺乳类动物。

实验前令动物禁食数小时。用木槌猛击动物头枕部，待其昏迷后，立即剖开腹腔，找到胃幽门与十二指肠交界处，以此处为起点取长20～30 cm的肠管；或找到回盲瓣，逆行拉出回肠，取长20～30 cm的肠管。将与该段肠管相连的肠系膜沿肠缘剪去，迅速将标本放在4 ℃左右的台氏液（Tyrode's solution）中，去除附着的脂肪组织和肠系膜，并用台氏液冲洗肠腔内容物。待基本冲洗干净后，再置于4 ℃左右的台氏液中浸泡，将肠管分剪成2～3 cm长的数段。也可根据实验要求把肠段制成纵肌或环肌标本。

注意事项：①冲洗肠管时，动作要轻柔，不宜高压冲洗以免组织挛缩。②实验后余下的肠段连同台氏液置于 4 ℃ 冰箱中，12 h 内仍可使用。

6．离体子宫

子宫平滑肌标本多取自大鼠。

取 160 ～ 240 g 健康雌性大鼠，断乳后即与雄性鼠隔离。于实验前 38 ～ 42 h 皮下注射己烯雌酚 0.4～0.6 mg 以促进动物进入动情前期，然后用阴道涂片法选择动情前期动物以供实验用。

用击打法或脊椎脱臼法处死大鼠，背位固定后，剖腹，用镊子轻轻拨开附在肠系膜上的脂肪，可见一粉红色的卵巢和与它相连的子宫角，末端是阴道。迅速从卵巢与子宫间剪断下端，取出子宫，立即置于盛有乐氏液（Locke's solution）的玻璃皿中，皿内放少许棉花，将子宫平放在浸湿的棉花上，仔细剥离附着于子宫壁上的结缔组织和脂肪，然后将子宫的两角在其相连处剪开，取一条子宫角，两端分别用线结扎，以供实验用。

注意事项：①操作过程避免过度用力牵拉，以免损伤子宫组织，操作时间越短越好。②根据实验要求亦可选用雌性未孕豚鼠离体子宫标本。③为更好地保护子宫组织，可将其置于低钙并且供氧的乐氏液中。

7．离体气管

离体气管标本多取自豚鼠。

（1）气管连环标本。取体重 400 ～ 500 g 豚鼠 1 只，用木槌击毙，立即从腹面正中切开皮肤和皮下组织，细心分离出气管，自甲状软骨下剪下整段气管，置于盛有克氏液的平皿中，剪除气管周围组织。从软骨环之间由前向后和由后向前进行交叉横切，均不完全切断而保留一小段。从上到下横切 10—15 软骨环处。然后两端缝上线，一端固定，另一端拉开，即成气管连环（图 2 - 21）。

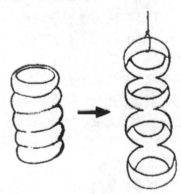

图 2 - 21　气管连环标本制备法

（2）气管螺旋条标本。将气管由一端向另一端螺旋形剪成条状，每 2 ～3 个软骨环剪 1 个螺旋。亦可用一根直径 2 ～3 mm 的玻璃棒或竹棒，将气管套在其上，用剪刀剪成或用手术刀切成螺旋状。整个螺旋长条可作为 1 个实验标本，也可用半段螺旋条作为 1 个标本（图 2 - 22）。

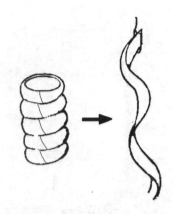

图 2-22 气管螺旋条标本制备法

注意事项：分离气管及制作气管螺旋条标本时，动作要敏捷而轻柔，切勿用镊子夹伤气管平滑肌。

三、头部手术

生理学实验中常有神经系统实验，如大脑皮层诱发电位及运动功能定位、去大脑僵直等。这里以家兔为代表，介绍脑的结构与头部手术操作（图 2-23）。

1. 脑结构

（1）延髓。家兔的延髓位于小脑的后面，其背面前半部被小脑的蚓部所遮盖。延髓之后接脊髓。

（2）小脑。家兔的小脑也较发达，有五部分。背面中间是蚓部，其上有横的皱襞；蚓部两侧是一对小脑半球，其侧面有一对向外突出的小脑副鬈。小脑腹面可见到横行的神经纤维束，叫脑桥。

（3）中脑。家兔的中脑背面亦被大脑半球遮盖，小心地将两大脑半球的后缘分开，可以看到四个圆形突出，即四叠体。腹面可以看到一对大脑脚，它是大脑梨状叶后方两侧的突起。

（4）间脑。家兔的间脑背面也被大脑半球遮盖。在大脑两半球之间的后缘处，有一具长柄的松果体，一般不易观察到。在腹面有一对白色的视神经交叉，其后方为脑漏斗，漏斗末端是圆形的脑垂体。

（5）大脑。家兔的大脑较发达，但表面平滑，很少有脑沟和脑回。大脑半球前方发出很大的椭圆形的嗅叶，从嗅叶发出嗅神经。两大脑半球之间有一深的纵沟，将此沟轻轻剥开，在沟底部可见联络两半球的纤维束，即胼胝体。

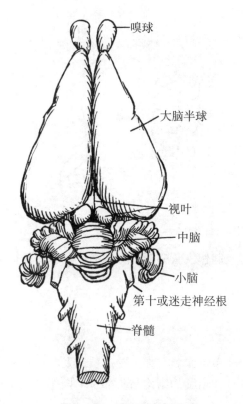

嗅球

大脑半球

视叶

中脑

小脑

第十或迷走神经根

脊髓

图 2-23　家兔脑背面示意

2. 家兔大脑皮层分离术

将麻醉后的兔腹位固定于兔台上。用手术刀沿头部眉间至枕部将头皮纵行切开，以刀柄剥离肌肉与骨膜，在距正中线 1 cm 左右的颅骨处用骨钻开孔，勿伤硬脑膜。再以骨钳将创口向前扩大，暴露大脑前端，向后扩展到枕骨结节，暴露双侧大脑半球的后缘。若有出血可用骨蜡止血。在接近头骨中线和枕骨时，要特别注意防止伤及矢状窦与横窦，以免大量出血。由于硬脑膜紧贴在颅骨内面骨膜上，有时易与颅骨同时被取下，须用小镊子夹起硬脑膜，仔细剪去。暴露出大脑皮层，即可按实验要求进行操作、观察。

注意事项：暴露皮层后，将 37 ℃左右的石蜡油滴在皮层表面，防止干燥。

四、颈部手术

颈部手术主要以家兔、狗、猫、大鼠、豚鼠为实验对象。将动物仰卧于固定的手术台上，然后进行实验。

1. 颈部切开

剪去颈前皮肤上的毛。用手术刀在喉头与胸骨上缘之间沿颈腹正中线做一切口。切口的长度：大鼠或豚鼠的为 2.5~4.0 cm，兔、猫的为 5~7 cm，狗的为 10 cm。用止血钳分离皮下结缔组织，然后将切开的皮肤向两侧拉开，可见到颈部有 3 条浅层肌肉。

（1）胸骨乳突肌。胸骨乳突肌起自胸骨，斜向外侧方头部颞骨的乳突处，在狗中称为胸头肌。左右胸骨乳突肌呈"V"形斜向分布。

（2）胸骨舌骨肌。胸骨舌骨肌起自胸骨，止于舌骨体，位于颈腹正中线，左右两条平行排列，覆盖于气管腹侧面。

（3）胸骨甲状肌。胸骨甲状肌起自胸骨和第一肋软骨，止于甲状软骨后缘正中处。

2．气管切开及气管插管术

气管切开及气管插管术见第二章第七节的"一、3．"项。

3．颈部神经、血管分离的基本方法

剥离颈部较粗大神经和血管时，先用止血钳将神经或血管周围的结缔组织稍加分离，然后在神经或血管附近结缔组织中插入大小适合的止血钳，顺着神经或血管走行方向扩张止血钳，逐渐使其周围结缔组织剥离。分离细小神经或血管时，要特别注意保持局部的自然解剖位置，不要把结构关系弄乱，同时需要用玻璃分针轻轻地进行分离。剥离组织时的用力方向应与神经或血管的走行方向一致。

分离完毕，在神经或血管的下面穿过浸有生理盐水的细线（根据需要穿一根或两根），以备刺激时提起或结扎之用。然后用一块浸有温热生理盐水的纱布或棉花盖在切口组织上，经常保持组织湿润（图 2－24）。

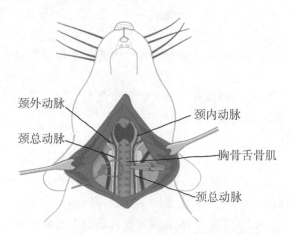

图 2－24　家兔颈、胸部的神经和血管示意

4．颈外静脉的分离与插管

在急性实验中，颈外静脉插管常用于注射各种药物、取血、输液和测量中心静脉压。家兔和狗的颈外静脉较粗大，是头颈部的静脉主干。颈外静脉分布很浅，位于颈部皮下胸骨乳突肌的外缘。分离时，将皮肤的一侧切开，用手指在颈皮肤外面向上顶起，即可看到呈暗紫红色的颈外静脉，用钝头止血钳或玻璃分针沿血管走行方向，将静脉周围的结缔组织轻轻分离。

颈外静脉插管前，首先准备长短适当、内径为 0.1～0.2 cm 的塑料管或硅胶管，插入端要剪成斜面，另一端连接输液或静脉压测量装置。插管时先用动脉夹夹住静脉近心端，待静脉充盈后再结扎远心端。用眼科剪在静脉上靠远心端结扎处，呈45°剪一马蹄形小口，口径约为管径的1/3或1/2，插入导管。将备用线打一个结，取下动脉夹，把导管慢慢向右心房方向送至所需长度。测量中心静脉压时，插入家兔约5 cm，插入狗约15 cm，此时导管口在上腔静脉近右心房入口处，可从中心静脉压计中观察到液面停止下降并随呼吸明显波动，结扎固定导管。如果颈外静脉用作注射、输液等，导管一般送入2～3 cm即可。

对家兔选用颈外静脉较好，对狗则多用股静脉（其静脉插管法参见第二章第七节的"一、4."项）。

5．颈总动脉的分离与插管

在急性实验中，颈总动脉插管作测量动脉血压或放血用。颈总动脉位于气管外侧，其腹面被胸骨舌骨肌和胸骨甲状肌所覆盖。分离两条肌肉之间的结缔组织，可找到呈粉红色较粗大的血管，用手指触之有搏动感，即为颈总动脉。

颈总动脉与颈部神经被结缔组织膜束在一起，被称为颈部血管神经束。用左手拇指和食指抓住颈皮和颈肌，以中指顶起外翻，右手持蚊式止血钳或玻璃分针，顺血管神经的走行方向分离出颈总动脉。操作时应注意颈总动脉在甲状腺附近有一较大的侧支，为甲状腺前动脉，分离时勿将其切断。分离过程中，须经常地用生理盐水湿润手术视野，并拭去附近的血液。为了便于插管或做颈总动脉加压反射等操作，颈总动脉应尽量分离得长些（大鼠、豚鼠的为2～3 cm，家兔的为3～4 cm，狗的为4～5 cm）。

颈总动脉插管所用导管同颈外静脉导管，其内充满肝素生理盐水溶液。分离的颈总动脉下置两根备用线，用一根结扎动脉远心端，将近心端用动脉夹夹住，另一根线打一活结于动脉夹与远心端结扎线之间。血管切口同颈外静脉。导管插入动脉管腔1～2 cm，然后用线打结，其松紧以放开动脉夹后不致出血为度。结扎固定后再围绕导管打结固定，以免导管滑脱。未测量前暂勿放开动脉夹。

6．颈部神经的分离

（1）颈部迷走、交感、减压神经的分布情况。颈部神经分布因动物种类而异。

A．家兔。在颈部分离出气管后，可见其外侧由结缔组织包绕的颈总动脉与三根粗细不同的神经而形成血管神经束。最粗者即为迷走神经，呈白色；较细者为颈部交感神经干，呈灰白色，交感神经干有到心脏去的分支；最细者为减压神经，属于传入性神经（图2-25）。其神经末梢分布在主动脉弓血管壁内。减压神经一般介于迷走神经和交感神经之间，但其位置常有变异，且变异率很大。

B．猫。交感神经与迷走神经并列而行，交感神经较细而迷走神经较粗大，减压神经并入迷走神经中移行。

C．狗。在颈总动脉背侧仅见一粗大的神经干，即迷走交感神经干。迷走神经的结状神经节与交感神经的颈前神经节相邻。迷走神经于第一颈椎下面进入颈部，与交感神经干紧靠而行并被一总鞘所包，联合而成迷走交感神经干。但进入胸腔后，迷走神经与交感神经即分开移行。

（2）颈部迷走、交感、减压神经的分离方法。其分离暴露方法同颈总动脉。可根据神经的形态、位置和行走方向等特点进行辨认。辨认时可用眼科镊将颈血管神经束附近的结缔组织膜夹住，轻轻拉向外侧，或在颈总动脉下穿一根线，轻轻提起，即可看到血管、神经自上而下排列在结缔组织膜上。迷走神经和交感神经很容易辨认，而减压神经仅在兔为一条独立的神经，较容易辨认，而在人、马、猪、狗等动物，此神经并不单独走行，而是行走于迷走交感干或迷走神经中，故分离时需要加以注意。因减压神经较细，极易受损伤，故应先用玻璃分针将其周围组织分离，然后再分离其他神经，分离长度一般为 2～3 cm。分离后，置经生理盐水湿润的细线于各条神经之下面，各打一虚结备用。

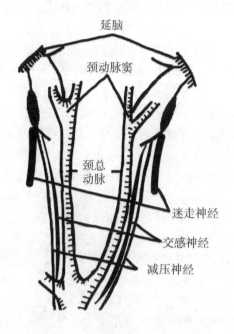

图 2-25　家兔减压神经分布示意

（3）颈部膈神经的分离方法。切开颈部皮肤，分离皮下组织，暴露出气管和胸骨乳突肌，可见有一静脉紧贴皮下走行于胸骨乳突肌的外缘，此为颈外静脉。用止血钳轻轻将颈外静脉和胸骨乳突肌向深处分离，当分离到气管边缘时，可见沿后外方走行的较粗的臂丛神经，其内侧有一条较细的神经，在颈部下约 1/5 处横跨臂丛并与之交叉，向内后走行，即为膈神经，辨清膈神经后，用玻璃分针小心地将膈神经分出 1～2 cm，于神经下置一线备用。如需在实验中记录电位，可小心剥去神经干周围的结缔组织膜。进行此操作可以使电位纪录时，电位数值的上下波动幅度增加，更易分辩。则记录电位幅度提高。

五、胸部手术

1. 胸部切开
将家兔麻醉后，取仰卧位固定，接上动物人工呼吸机。剪除手术区的毛，沿胸骨正中线切开皮肤直至剑突上，可见胸骨及覆盖于胸腔外侧和腹侧壁的胸肌。胸肌分为浅、深两层。

（1）胸浅肌较发达，包括两部分：位于前部的胸薄肌，位于后部的胸大肌。它们起自胸骨柄，向下至侧面止于肱骨的内侧面。

（2）胸深肌比胸浅肌厚，也分为两部分，它们直接起自胸骨，向前上方覆盖，分别止于锁骨和锁骨下肱骨上缘。

于正中线左缘 1~2 mm 处自第二肋骨下至剑突上切开胸肌，剥离后可见肋间肌。肋间肌位于肋骨间隙处，包括内、外共 2 层，都是短肌束，在肋间神经的调节之下共同参与吸气、呼气运动。

找到第三、第四、第五肋骨附着点，用骨剪自肋间斜插入胸腔剪断肋软骨（或用手术刀刀刃向上挑断肋软骨），再向上至第二肋骨、向下至第七、第八肋骨，剪断肋骨。然后用小拉钩或小开胸器拉开胸壁，即可见心包及跳动的心脏。

注意事项：①开胸切口要求不得距正中线太远，以免伤及胸内动脉。②当向下剪断肋骨时，须注意保护膈肌。③放置拉钩时，可将润湿的生理盐水纱布放在胸壁切口左侧缘，以防造成气胸。④肋间动脉分支走行于肋间肌、肋骨和胸膜之间，手术中应避免将其损伤。⑤分离神经需要用玻璃分针，避免用金属器械或手捏碰神经。

2. 冠状动脉结扎术

（1）家兔心脏的血液供应。家兔心脏的血液供应来自左、右冠状动脉。冠状动脉起自主动脉根部，主动脉瓣前方的左右两壁处。左冠状动脉主干位于动脉圆锥和左心耳之间（长度一般不超过 3 mm），下行至冠状沟后即分为 2 个主要分支。

A. 前降支。下行至心脏腹侧面、左右心室之间的前纵沟。降支较短，约 61% 止于前纵沟上 1/3 处，而到达中 1/3 处者仅占 34%。按照降支发出分支的不同，又可将其分为两型：先发出圆锥支为第一型，先发出左室支为第二型。第一型前降支细小，而左室前支粗大，可下行至心尖附近。

B. 左旋支。在冠状沟内转向心脏背侧，至心脏背面变细，然后离开冠状沟向下沿前纵沟下行。除发出数个短的左室前支和左室后支及左心房支外，在前面还发出一个粗大的左室支，此支起点在相当于左心耳中 1/3 处，以单支或双支呈反"S"形向心尖走行，其供应范围包括左心室前后壁及乳头肌。

（2）手术方法。拿镊子小心提起心包膜，用眼科剪轻轻将其前部剪开，找出冠脉前降支及左室支，有的兔前降支明显，有的则不明显，而左室支粗大。左手食指缠绕湿纱布后轻轻将心脏向右方翻动一个角度，即可见一穿行于浅层心肌下、纵行到心尖的较粗大的反"S"形血管，即为冠状动脉左室支。

用止血钳将左心耳轻轻提起，用小号持针器夹持眼科圆形弯针，在冠状动脉前降支根部下左侧约 1 cm 处（或左室支管壁下）刺入，结扎动脉。为减少侧支循环，增加心肌缺血、心肌梗死范围，可在结扎线下约 0.5 cm 处再穿线进行第二次冠脉结扎。当结扎完毕后可迅速见到心室前壁、心尖区心肌颜色出现变化，心肌收缩减弱。

注意事项：剪心包膜时动作要轻柔细致，以免弄破胸膜。

六、腹部手术

麻醉动物，将其仰卧位固定于手术台上。

1. 胆总管插管

沿剑突下正中切开长约 10 cm 的切口，打开腹腔，沿胃幽门端找到十二指肠，于十二指肠上端背面可见一黄绿色较粗的肌性管道，即为胆总管。

在近十二指肠处仔细分离胆总管，并在其下方置一棉线，于靠近十二指肠处的胆总管上剪一小口，向胆囊方向插入细塑料管结扎固定。塑料管插入胆总管后，立即可见绿色胆汁从插管流出，如未见胆汁流出，则可能是未插入胆总管内，应取出重插。

注意事项：插管应基本与胆总管相平行，才能使之引流通畅。

2. 膀胱与输尿管插管

常用狗、家兔等做膀胱或输尿管插管手术。

（1）膀胱插管。于耻骨联合上方沿正中线做一个 4～5 cm 长切口，再沿腹白线切开腹腔。暴露膀胱，将其上翻，结扎尿道。在膀胱顶部血管较少的部位剪一小口，插入膀胱插管，用线将切口处的膀胱壁结扎固定于插管上。

注意事项：膀胱插管的另一端尿液出口处应低于膀胱水平。

（2）输尿管插管。动物手术基本同膀胱插管。

将膀胱翻至体外后，在膀胱底两侧辨认输尿管。在输尿管靠近膀胱处，轻轻分离周围组织，从两侧输尿管下方穿线打一松结，用眼科剪于输尿管上剪一小口，将充满生理盐水的细塑料插管向肾脏方向插入，扎紧松结，两侧输尿管均同样插入插管，连接一"Y"形管引出体外。此时，可见尿液从插管中慢慢逐滴流出。

注意事项：①插管要插入输尿管管腔内，避免插入管壁肌层与黏膜之间。②插管方向应与输尿管方向一致，勿使输尿管扭转而妨碍尿液的流出。③辨认输尿管时，须与输精管加以区别。

七、股部手术

麻醉动物，将其仰卧位固定于手术台上。

1. 股动脉、股静脉和股神经的分离

先用手在后肢根部触及动脉搏动部位。用手术刀沿血管行走方向做一长 4～5 cm 的切口，可见在耻骨肌与缝匠肌后部的后缘之间形成的三角区，即为股三角。由股动脉、股静脉、股神经组成的血管神经束从股三角内通过。股静脉、股动脉、股神经的解剖位置依次由内向外排列。

分离时，可用蚊式止血钳在耻骨肌与缝匠肌交点处小心地沿缝匠肌后部内侧缘分离，其下方即可见深筋膜包围着的血管神经束。仔细分离深筋膜，并分离各血管、神经，穿线备用。

2. 股动脉、股静脉的插管

其插管方法同颈总动脉、颈外静脉的插管。

如需要从股动脉放血、股静脉输血或注射药物等，也可在管腔内插入一塑料插管，股动脉插管内应先用20%枸橼酸钠溶液润湿，插管外接一段软质细胶管，便于放血。

第八节　实验动物给药量的计算

在要给动物给药的时候，常常会遇到2个问题：

（1）给予多少剂量才恰当？

（2）应配成何种浓度的药液，给予多少体积（单位：mL）才合适？

现分述其处理方法。

一、给药剂量的决定

药物对于某种动物的适当剂量来自实践经验，不能凭空推算。在我们为了某一目的，准备给某种动物用药而需要解决剂量问题时，首先应该查阅该药的有关文献（学报、文摘、手册和专著等），了解前人的经验。如能查到为了同一目的，给相同种类动物用药的记录，那就可以直接照试。有时候查不到治疗剂量，但能找到半数致死量（median lethal dose 或 *50% lethal dose*，LD_{50}），可先用 1/5 ～1/3 的致死量进行尝试。

如果查不到待试动物的剂量，但知道其他动物的剂量或人用剂量，这就需要加以换算。关于不同种类动物间用药剂量的换算，一般认为不宜简单地按体重比例增减，而需按单位体重占体表面积的比值来进行换算，其具体方法详见附录五。但换算而得的剂量仍有可能偏大或偏小，也只能当作一个参考值。

二、药液浓度的考虑与给予药液容量的计算

决定了给药剂量后，应该怎样考虑将要配制药液的适当浓度呢？这时候就应当从在供试动物身上，以某种特定途径给药时的最适合给药容量入手，现举例加以说明：

例1：已知给家兔静脉注射戊巴比妥钠溶液时，戊巴比妥钠的适当剂量为 25 mg/kg。宜将戊巴比妥钠配成何种浓度的溶液，方便于给药？

解：家兔静脉注射时的药液剂量以 1 mg/kg 较恰当。现在既已决定采用 25 mg/kg 的剂量，即每 1 mL 药液中以含戊巴比妥钠 25 mg 为宜。25 mg/kg 的浓度如用百分浓度表示，为 2.5%。因此，当需要给家兔按 25 mg/kg 静脉注射戊巴比妥钠溶液时，宜将药液配成 2.5% 的浓度。

在需要按照预定剂量，利用现成药液给药的时候，又该怎样计算每个动物应当给予的毫升数？现再举例加以说明。

例2：给狗进行肌内注射盐酸苯海拉明溶液时，盐酸苯海拉明的适当剂量为

2.5 mg/kg。现有1.5%的药液,对8.5 kg体重的狗应注射此种药液多少毫升?

解:对1 kg的狗须给予盐酸苯海拉明2.5 mg,那么,对8.5 kg的狗应给盐酸苯海拉明2.5 × 8.5 = 21.3 mg。

1.5%的药液中,每100 mL药液含盐酸苯海拉明1.5 g,即1 500 mg。

因此,每1 mL盐酸苯海拉明溶液含药1 500/100 = 15 mg。

21.3/15 = 1.4 mL。1.4 mL即为对8.2 kg的狗应肌内注射1.5%盐酸苯海拉明溶液的剂量。

例3:给小鼠进行腹腔注射盐酸吗啡溶液时,盐酸吗啡的剂量为15 mg/kg。现有药液的浓度为0.1%,对17 g体重的小鼠应注射此种药液多少毫升?

解:按15 mg/kg的剂量计算,对1 kg体重的小鼠应给药15 × 0.017 = 0.255 mg。

0.1%的药液中,每100 mL含0.1 g(100 mg)盐酸吗啡,即每1 mL药液含药1 mg。

0.255/1 = 0.255 ≈ 0.26 mL。因此,对17 g体重的小鼠应注射0.1%的盐酸吗啡溶液0.26 mL。在某些药理试验中,也按摩尔浓度配制药液,如将1摩尔质量的药物溶于溶剂中,配成1 L的溶液,表示为1 mol/L(其他浓度以此类推)。

三、思考题

(1)给家兔进行静脉注射尼可刹米时,尼可刹米剂量为90 mg/kg。现注射液的浓度为25%,对2.4 kg体重的家兔须注射此种注射液多少毫升?

(2)给小鼠灌胃盐酸氯丙嗪时,盐酸氯丙嗪的剂量为255 mg/kg。现有药液浓度为2.5%,试计算对体重为18 g的小鼠的给药量(单位:mL)。如果计算出来的容量过小,不便进行给药,试问应将上述盐酸氯丙嗪溶液稀释到何种浓度较合适?

(3)已知给小鼠皮下注射苯甲酸钠咖啡因溶液时的有效剂量为150 mg/kg。试考虑配制苯甲酸钠咖啡因溶液时应选择的浓度,并计算小鼠每10 g体重需要注射此种溶液的体积(单位:mL)。

第三章 药物代谢动力学实验

药物代谢动力学简称为药代动力学、药动学，主要研究机体对药物的处置（disposition）的动态变化规律，获得药物的基本药代动力学参数。其研究内容主要为相互联系的两部分：一是机体对药物的处置，即药物在体内的吸收（absorption）、分布（distribution）、代谢（metabolism）和排泄（excretion）过程随时间变化的规律；二是应用药代动力学原理及数学模型定量地描述血药浓度随时间变化的规律以及体内对药物处置的速率过程。

药代动力学研究在新药研究开发的评价过程中起重要作用。在药效学和毒理学评价中，药物或活性代谢物浓度数据及其相关药代动力学参数是产生、决定或阐明药效或毒性大小的基础，可提供药物对靶器官效应（药效或毒性）的依据；在药物制剂学研究中，药代动力学研究结果是评价药物制剂特性和质量的重要依据；在临床研究中，药代动力学研究结果是全面认识人体与药物间相互作用不可或缺的重要组成部分，也是临床制定合理用药方案的依据。本章将介绍各种因素对药物作用的影响，并以戊巴比妥钠、水杨酸钠及磺胺类药物为例，介绍药物的血药时程、体内分布、代谢排泄等基本药代动力学实验项目及研究方法。

实验一 影响药物作用的因素

一、剂型对药物作用的影响

1. 目的
比较两种剂型等剂量的士的宁对蟾蜍作用的差异，观察同一药物、同一剂量、不同剂型对药物作用的影响。

2. 原理
影响药物效应的因素包括药物方面的因素和机体方面的因素，其中，药物方面的影响包括药物剂型的影响。药物的剂型可影响药物的吸收和消除，如注射用药的药物吸收从快到慢的顺序为水溶液、混悬液、油溶液，口服吸收率从快到慢为水溶液、散剂、片剂。药物的剂型不仅对药物的代谢动力学有重要影响，有时还会引发药效学的改变。本实验通过给予蟾蜍不同剂型等剂量的中枢兴奋药士的宁，观察其引发的药物作用效应，以考察药物剂型对药物作用的影响。

3. 实验材料
（1）动物。准备蟾蜍 2 只，性别不限。

（2）药品。准备 0.2% 士的宁水溶液、0.2% 士的宁胶浆液（含羧甲基纤维素 2.5%）。

（3）器材。准备天平、注射器、手术灯。

4. 方法与步骤

（1）取蟾蜍 2 只，分别记录性别并称重，以棉线系足做记号。

（2）于胸淋巴囊内注射给药，给予每只蟾蜍 0.2% 士的宁水溶液，给予另一只蟾蜍 0.2% 士的宁胶浆液，剂量均为 10 mg/kg。

（3）注射后，将蟾蜍置于手术灯下，经常加以触动，直至出现强直性惊厥。

（4）分别记录士的宁对两只蟾蜍的潜伏期及惊厥程度。

5. 结果与处理

将上述观察到的结果填入表 3 – 1，并对全班各组的潜伏期数据进行统计分析。

表 3 – 1　两种剂型对蟾蜍惊厥的影响

剂型	性别	体重/g	潜伏期/min	惊厥程度
水溶液				
胶浆液				

6. 思考题

（1）药物的常见剂型有哪些？

（2）为什么不同药物剂型会影响药物作用？对临床用药有何意义？

二、给药途径对药物作用的影响

1. 目的

观察不同给药途径对药物作用的影响。

2. 原理

不同给药途径可因药物吸收、分布、代谢、排泄的不同而使药物的效应强弱不同。药物的给药途径不仅对药物代谢动力学有重要影响，有时还会引发药效学的改变。不同的给药途径其药物吸收快慢不一，生物利用度也不完全一样。盐酸二甲弗林为中枢兴奋药，可引起动物兴奋、惊厥或死亡。本实验通过不同给药途径给予等剂量的盐酸二甲弗林，观察其药效学特征来考察给药途径对药物作用的影响。

3. 实验材料

（1）动物。准备小鼠 3 只，体重 18 ～ 22 g，同一性别。

（2）药品。准备 0.04% 盐酸二甲弗林溶液。

（3）器材。准备天平、注射器、手术灯、小鼠灌胃针。

4. 方法与步骤

（1）小鼠随机分为甲组、乙组和丙组，分别称重、标记。

（2）取 0.04% 盐酸二甲弗林溶液，甲鼠灌胃给药，乙鼠皮下注射，丙鼠则为腹腔注射，给药剂量均为 8 mg/kg。仔细观察动物反应，记录各鼠的潜伏期和惊厥程度。

5．结果与处理

将上述观察到的结果填入表 3 - 2 和表 3 - 3，并结合全班（共 8 组）的实验结果，比较三种给药途径与药物反应的出现时间和惊厥程度，进行统计学分析。

表 3 - 2　不同给药途径对药物作用的影响

鼠号	体重/g	剂量/（mg·kg^{-1}）	给药途径	潜伏期/min	惊厥程度
甲					
乙					
丙					

表 3 - 3　不同给药途径对动物产生惊厥作用潜伏期的影响

（单位：min）

给药途径	1 组	2 组	3 组	4 组	5 组	6 组	7 组	8 组	$\bar{x} \pm s$
灌胃									
皮下注射									
腹腔注射									

6．思考题

（1）分析不同给药途径对药物作用的影响。

（2）给药途径不同时，药物作用为何会出现快慢、强弱的差异，甚至会出现完全不同的药理学作用？

三、肝脏功能状态对药物作用的影响

1．目的

（1）观察肝功能状态对药物作用的影响。

（2）学习筛选保护肝功能药物的方法。

2．原理

四氯化碳是一种肝脏毒物，其中毒动物常被作为中毒性肝炎的动物模型，用于筛选保肝药物。戊巴比妥钠是镇静催眠药，主要经肝代谢。肝功能状态直接影响其药理作用的强弱和维持时间的长短。本实验主要用四氯化碳诱导肝功能障碍，从而影响戊巴比妥钠的药物代谢动力学，进而改变药物作用。

3．实验材料

（1）动物。准备小鼠 2 只，同一性别。

（2）药品。准备四氯化碳原液、0.3% 戊巴比妥钠溶液。

（3）器材。准备天平、注射器、手术灯。

4．方法与步骤

（1）取性别相同、体重相近的 2 只小鼠，随机分为甲组和乙组，分别称重、标记。在实验前 24 h 分别行皮下注射四氯化碳原液和生理盐水，剂量均为 0.1 mL/10 g。

（2）实验时，给予甲、乙组 2 只小鼠分别腹腔注射（intraperitioneal injections）0.3% 戊巴比妥钠（0.2 mL/10 g）。

（3）观察动物的翻正反射消失情况，记录两只小鼠翻正反射消失的潜伏时间（从腹腔注射该药到翻正反射消失的时间间隔）和持续时间（从翻正反射消失到翻正反射恢复的时间间隔）。

（4）实验结束后，颈椎脱臼处死，解剖小鼠，比较 2 只小鼠肝脏的大小、颜色及充血程度。

5．结果与处理

将上述观察到的结果填入表 3-4 和表 3-5，并结合全班（共 8 组）的实验结果，比较不同肝功能状态对药物作用影响，进行统计分析。

表 3-4　不同肝功能状态对药物作用的影响

鼠号	剂量/（mg·kg^{-1}）	肝脏状态	潜伏期/min	睡眠时间/min	肝脏解剖情况
甲					
乙					

表 3-5　不同肝脏功能状态对动物产生睡眠的潜伏期的影响

（单位：min）

给药组	1 组	2 组	3 组	4 组	5 组	6 组	7 组	8 组	$\bar{x} \pm s$
生理盐水									
四氯化碳									

6．注意事项

（1）室温最好保持在 24～25 ℃，如在 20 ℃以下应给麻醉中的小鼠保温，否则动物因体温下降，代谢减慢，不易苏醒。

（2）由于四氯化碳有毒性，在使用时要注意安全。

7．思考题

（1）肝功能损伤对戊巴比妥钠的麻醉作用有何影响？

（2）简述肝功能不良的患者用药应注意的问题。

实验二　不同给药途径对药物作用的影响

1．目的

观察不同给药途径对药物药理作用的影响。

2．原理

给药途径不同，不仅影响到药物作用的快慢、强弱及维持时间的长短，有时还可改变药物作用的性质，产生不同的药理作用。硫酸镁口服基本不吸收而发挥容积性导泻作用，而注射给药时则 Mg^{2+} 竞争性地与 Ca^{2+} 受点结合，产生骨骼肌松弛、降压和中枢抑制作用。

3．实验材料

（1）动物。准备小鼠24只，雌雄各半。

（2）药品。准备10%硫酸镁溶液、生理盐水。

（3）器材。准备注射器、鼠笼、小鼠灌胃针。

4．方法与步骤

（1）将小鼠随机分成2组，每组12只，称重后标记。

（2）甲组小鼠腹腔注射硫酸镁溶液2.0 g/kg（10%硫酸镁溶液，0.2 mL/10 g），乙组小鼠以同样剂量进行灌胃给药，观察并记录小鼠出现的症状。

5．结果与处理

将上述观察到的结果填入表3-6。

表3-6　硫酸镁不同给药途径对药物作用的影响

鼠组	体重/g	药物及剂量	给药途径	给药后反应
甲组				
乙组				

6．注意事项

如果灌胃小鼠也出现抑制现象，甚至呼吸麻痹而死亡，可能技术操作失误所致。

7．思考题

（1）分析小鼠产生不同反应的原因。

（2）注射硫酸镁中毒时可用什么药物解救？

实验三　肝药酶诱导剂及抑制剂对戊巴比妥钠催眠作用的影响

1．目的

以戊巴比妥钠催眠时间作为肝药酶体内活性指标，观察苯巴比妥及氯霉素对戊巴比妥钠催眠时间的影响，从而验证它们对肝药酶的诱导及抑制作用。

2．原理

苯巴比妥可诱导肝药酶活性，使戊巴比妥钠在肝微粒体的氧化代谢加速，药物浓度降低，表现为戊巴比妥钠的药理作用减弱，即催眠潜伏期延长，催眠时间缩短。而氯霉素则相反，能抑制肝药酶活性，导致戊巴比妥钠的药理作用增强，即催眠潜伏期缩短，催眠时间延长。

3．实验材料

（1）动物。准备6只小鼠，体重18～22 g，性别不限。

（2）药品。准备生理盐水、0.75% 苯巴比妥钠溶液、0.5% 氯霉素溶液、0.5% 戊巴比妥钠溶液。

（3）器材。准备架盘药物天平、秒表、注射器（1 mL）。

4．方法与步骤

（1）取小鼠6只，随机分为肝药酶诱导组（甲组）、肝药酶抑制组（乙组）和对照组（丙组）。甲组按75 mg/kg 腹腔注射苯巴比妥钠溶液，乙组及丙组均按0.1 mL/kg 腹腔注射生理盐水，每天1次，共2天。

（2）于第3天，分别给予甲组、乙组、丙组三组腹腔注射 50 mg/kg 的戊巴比妥钠溶液。乙组在腹腔注射前 30 min，接受腹腔注射 50 mg/kg 的氯霉素溶液。

5．结果与处理

（1）观察小鼠反应，记录各组小鼠腹腔注射时间、翻正反射消失及恢复时间，计算戊巴比妥钠催眠潜伏期（从腹腔注射该药到翻正反射消失的间隔时间）及睡眠时间（从翻正反射消失到翻正反射恢复的间隔时间）。将上述数据记入自行设计的表内。

（2）根据实验结果，说明苯巴比妥钠及氯霉素对戊巴比妥钠催眠作用的影响。

6．注意事项

（1）0.5% 氯霉素溶液的配制。以干燥注射器吸取市售氯霉素注射液（0.25 g/2 mL）1 mL，加入 24 mL 蒸馏水中，边加边振荡，充分混匀后即成。若稀释液有结晶析出，可在水浴中温热溶解后使用。吸取氯霉素注射液的注射器应预先干燥，否则氯霉素可能在注射器中析出结晶，并堵塞注射器针头。

该溶液亦可采用氯霉素琥珀酸钠粉针剂配制，每支 0.69 g（相当于纯氯霉素 0.5 g），加蒸馏水 100 mL 溶解即成。

（2）本实验过程中，室温不宜低于 20 ℃，否则由于温度较低，戊巴比妥钠代谢减慢，动物不易苏醒。

7．思考题

（1）试从理论解释苯巴比妥钠及氯霉素对戊巴比妥钠催眠时间的影响。

（2）试讨论肝药酶诱导剂及肝药酶抑制剂与其他药物合用时，将会产生的药物相互作用以及临床应注意的问题。

实验四　水杨酸钠血浆半衰期的测定

1．目的

用分光光度法测定水杨酸钠的血药浓度并计算半衰期。

2．原理

水杨酸钠在酸性环境中成为水杨酸，与三氯化铁生成一种络合物，呈紫色。该络合物在波长 520 nm 下比色，其光密度与水杨酸浓度成正比。

3．实验材料

（1）动物。准备家兔 1 只，体重约 3 kg，性别不限。

（2）药品。准备 10% 水杨酸钠或 10% 对氨基水杨酸、0.02% 水杨酸钠标准溶液、10% 三氯醋酸溶液、10% 三氯化铁溶液、0.5% 肝素溶液（用生理盐水配制）、蒸馏水。

（3）器材。准备 721 分光光度计、离心机、50 mL 烧杯、10 mL 试管、试管架、5 mL 注射器及针头、吸管（0.5 mL、1 mL、5 mL）、玻璃记号笔、吸球、计算器。

4．方法与步骤

按表 3 - 7 进行操作。

表 3 - 7　水杨酸钠血药浓度测定步骤

试管	10%三氯醋酸/mL	血/mL	蒸馏水/mL		10%三氯化铁/mL	光密度	实测浓度/($\mu g \cdot mL^{-1}$)
1 号管（对照管）	3.5	1.0	1.0	充分摇匀，离心 5 min，取上清液 3.0 mL	0.5		
2 号管（标准管）	3.5	1.0	—*		0.5		
3 号管（0 ~ 10 min）	3.5	1.0	1.0		0.5		
4 号管（30 ~ 60 min）	3.5	1.0	1.0		0.5		

＊另加 1.0 mL 0.02% 水杨酸钠标准溶液。

具体步骤如下。

（1）取试管 4 支编号，各管中加入 10% 三氯醋酸溶液 3.5 mL。

（2）取家兔 1 只，记录性别、体重。注射器内壁用 0.5% 肝素溶液润湿后由心脏（或麻醉后由颈动脉、股动脉，或用刀片划破耳缘静脉）取血 2.0 mL，分别放入 1 号管（对照管）和 2 号管（标准管）内各 1.0 mL，摇匀静置。

（3）由耳缘静脉缓慢注射10%水杨酸钠溶液，剂量为2.0 mL/kg。

（4）给药后0～10 min、30～60 min，先后取血1.0 mL，分别置于3号和4号试管内，摇匀静置。记录取血的标准时间。

（5）以0.02%水杨酸钠标准溶液1.0 mL放入2号管（标准管）内。其余各管加1.0 mL蒸馏水，摇匀。

（6）将4支试管离心5 min（1 500～3 000 r/min），精确吸取上清液3.0 mL，分别加入另一编号相对应的试管中，每管加10%三氯化铁溶液0.5 mL，摇匀显色。

（7）在分光光度计520 nm波长下，以1号管为对照测定其余各管的光密度值。

由标准管的光密度值（Y）和浓度（C）求比值K，即

$$K = \frac{C}{Y} \tag{3-1}$$

再根据$C = K \times Y$，由Y_1和Y_2求得C_1和C_2，代入式（3-1）：

$$t_{1/2} = \frac{0.301}{(\lg C_1 - \lg C_2)/\Delta t} \tag{3-2}$$

式（3-2）中，C_1和C_2分别为血药浓度值，Δt为两次取血间隔时间。

另外，$t_{1/2}$也可用作图法求出。在半对数坐标纸上，以时间为横坐标，血浆药物浓度的对数值为纵坐标。将两次测算的C_1和C_2做点连线，即为药时曲线，在此线上找出血浆药物浓度下降50%所对应的时间，即为该药的半衰期。

5. 结果与处理

将结果填入表3-7中。

6. 思考题

（1）测定药物的$t_{1/2}$有何临床意义？

（2）本实验中三氯醋酸有何作用？

实验五　磺胺嘧啶不同给药途径后的药时曲线

1. 目的

了解静脉注射磺胺嘧啶或肌内注射给药后血药浓度随时间变化的规律。

2. 原理

已知磺胺嘧啶等磺胺类药物在酸性环境下其苯环上的氨基（$-NH_2$）将被离子化而生成铵类化合物（$-NH_3^+$）。后者与亚硝酸钠反应可发生重氮化反应，进而生成重氮盐（$-N=N=^+-$）。该化合物在碱性条件下可与麝香草酚生成橙黄色化合物。在525 nm波长下比色，其光密度与磺胺嘧啶的浓度成正比。具体反应过程（图3-1）为：

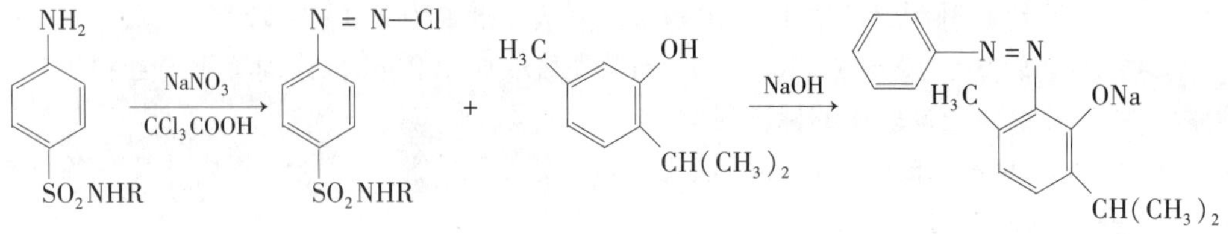

图 3 - 1　磺胺嘧啶的重氮化反应过程

根据上述原理，给受试家兔一次静脉注射或肌内注射一定剂量的磺胺嘧啶后，于不同时间点采集其静脉血样，采用比色法对各样品中磺胺嘧啶的血药浓度进行定量分析，并以血药浓度对相应时间作图，从而获得磺胺嘧啶的静脉给药和肌内注射给药后的药时曲线。

3．实验材料

（1）动物。准备家兔 12 只，体重均 3 kg，性别不限。

（2）药品。准备 20％磺胺嘧啶溶液、7.5％三氯醋酸溶液、0.1％磺胺嘧啶标准液、0.5％亚硝酸钠溶液、0.5％麝香草酚溶液（用 20％NaOH 溶液配制）、1 000 U/mL 肝素生理盐水、3％戊巴比妥钠溶液、蒸馏水。

（3）器材。准备 721 分光光度计、离心机、动物秤、手术器械、动脉夹、血管插管、家兔手术台、注射器（5 mL）及针头、移液器（10 μL、20 μL、50 μL、100 μL、200 μL、1000 μL）、吸头、试管、离心管、试管架、记号笔、药棉、纱布、计算机。

4．方法与步骤

（1）动物插管。

A．麻醉。全身麻醉或局部麻醉均可。分别记录各受试家兔（实验前禁食 12 h，不禁水）体重和性别，耳缘静脉注射 3％戊巴比妥钠溶液（0.8 ～ 1.0 mL/kg）麻醉，将受试家兔仰位固定于家兔手术台上。

B．手术。颈部手术区剪毛，切皮约 6 cm，钝性分离皮下组织和肌肉，气管插管，分离出颈总动脉 2 ～ 3 cm，在其下穿两根细线，结扎远心端，保留近心端。

C．体内肝素化。耳缘静脉注射 1 000 U/mL 肝素，1 mL/kg。

D．动脉插管。用动脉夹夹住动脉近心端，再于两线中间的一段动脉上剪一"V"形切口，插入血管插管，用线结扎牢固，以备取血用。

（2）采样及血药浓度测定。

A．取血。打开动脉夹，放取分别于 1 号管（空白管）和 2 号管（标准管）各放入 0.2 mL 空白血样，摇匀静置。而后静脉注射或肌内注射 20％磺胺嘧啶溶液（1.5 mL/kg），分别于注射后 5 min、15 min、30 min、45 min、75 min、120 min、180 min、240 min、300 min 时，由动脉取血 0.2 mL 加到含有 7.5％三氯醋酸溶液 2.7 mL 的试管中摇匀。标准管加入 0.1％磺胺嘧啶标准液 0.1 mL，于其余各管加蒸馏水 0.1 mL，摇匀。

B．显色。将上述各管离心 5 min（1 500 ～ 2 000 r/min）。取上清液 1.5 mL，加入 0.5％亚硝酸钠溶液 0.5 mL。摇匀后，再加入 0.5％麝香草酚溶液 1 mL，溶液呈橙色。

C．测定。借助分光光度计在 525 nm 波长下测定各样品管的光密度值。

D. 计算血药浓度。根据同一种溶液浓度与光密度成正比的原理，可根据空白血标准管浓度及其光密度值求出样品管的磺胺嘧啶浓度，并计算血药浓度。

$$\frac{样品管光密度}{标准管光密度} = \frac{样品管浓度}{标准管浓度} \tag{3-3}$$

$$标准管浓度 = \frac{样品管光密度 \times 标准管浓度}{标准管光密度} \tag{3-4}$$

$$血药浓度 = 样品管浓度 \times 稀释倍数 \tag{3-5}$$

5. 结果与处理

将所得数据填入表3-8中，并用计算机软件绘制药物的药时曲线，同时进行模型分析并计算药代动力学参数。

表3-8　磺胺类药物不同给药途径血药浓度测定结果

试管	时间/min	腹腔注射		肌内注射	
		光密度	血药浓度	光密度	血药浓度
空白管	0				
标准管	0				
样品管1	5				
样品管2	15				
样品管3	30				
样品管4	45				
样品管5	75				
样品管6	75				
样品管7	120				
样品管8	180				
样品管9	240				
样品管10	300				

6. 注意事项

（1）每次取血前要先将插管中的残血放掉。

（2）每吸取1个血样时，必须更换吸量管，若只用1支吸量管时必须在每次吸样前将其中的残液用生理盐水冲净。

（3）将血样加到三氯醋酸试管中应立即摇匀，否则易出现血凝块。

7. 思考题

（1）磺胺嘧啶一次非血管内给药后的药时曲线有何特点？如何汇总各组数据计算药物的生物利用度？

（2）试管实验的加药顺序是否可以颠倒？为什么？

第四章 药物效应动力学实验

药物效应动力学（pharmacodynamics），又被称为药效学，是研究药物对机体的作用、作用原理及作用规律的一门分支科学，着重从基本规律方面讨论药物作用中具有共性的内容。作为对药理效应的定性研究，药效学实验探究药物的效应特点、作用原理、临床意义及适应证等问题，这些内容是临床医师最关心的问题，也是药理学研究的主要任务。此外，相较于阐述各个药物的具体药效及其临床用途，药效动力学更着重从基本规律和定量角度来研讨药物作用中共性的内容，这是在开展实验中需要遵循的基本思路。

实验一 不同药物剂量对药物作用的影响

1. 目的
观察不同剂量的戊巴比妥钠对中枢神经系统作用的差异。

2. 原理
镇静催眠药巴比妥类是中枢神经系统抑制药。巴比妥类药物对中枢神经系统的抑制作用在一定范围内可随着剂量的增大而呈现明显的药效变化。镇静作用的指标主要是动物自发活动减少。催眠作用则是以动物的共济运动失调为指标，当环境安静时，可以逐渐入睡。至于翻正反射的消失可以代表催眠作用，又可反映催眠药的麻醉作用。本实验通过给予实验动物不同剂量的戊巴比妥钠，通过观察动物的翻正反射来考察不同药物剂量对药物作用的影响。

3. 实验材料
（1）动物。准备 3 只小鼠，体重 18 ～ 22 g，性别不限。
（2）药品。准备 0.2%、0.4%、0.8% 戊巴比妥钠溶液。
（3）器材。准备天平、钟罩、注射器（1 mL）、针头（5 号）。

4. 方法与步骤
（1）取小鼠 3 只，编号称重，观察并记录正常活动，检查翻正反射情况。
（2）腹腔注射药物。1 号小鼠，0.2% 巴比妥钠溶液，20 mg/kg（按 0.1 mL/10 g 给药）；2 号小鼠，0.4% 戊巴比妥钠溶液，40 mg/kg（按 0.1 mL/10 g 给药）；3 号小鼠，0.8% 戊巴比妥钠溶液，80 mg/kg（按 0.1 mL/10g 给药）。
（3）给药后，观察并比较小鼠活动情况，记录翻正反射消失及恢复时间。

5. 结果与处理
将实验结果整理记入表 4 - 1。

表4-1　不同剂量戊巴比妥钠对中枢神经系统的抑制作用

编号	体重	药物剂量	给药时间	翻正反射消失时间/min	翻正反射恢复时间/min	睡眠潜伏期/min	睡眠持续期/min
1							
2							
3							

6. 注意事项

翻正反射是指清醒状态下的人和动物处于不正常体位时，可通过一系列动作将体位恢复常态的反射活动。

观察小鼠翻正反射的方法：用手轻轻地将小鼠侧卧或仰卧，若小鼠能立即翻正体位，恢复正常姿势，则说明翻正反射存在；将小鼠置于背卧位时，若超过 30～60 s 小鼠不能翻正，即认为小鼠翻正反射消失，进入睡眠。给药至翻正反射消失的时间为睡眠潜伏期，翻正反射消失至翻正反射恢复的时间为睡眠持续期。

7. 思考题

（1）药物剂量对药物作用的速度、强度有何影响？

（2）简述药物的量效关系对临床用药的意义。

实验二　药物的协同作用

1. 目的

观察药物之间的协同作用，以认识合并用药时应注意药物的相互作用。

2. 原理

两个或两个以上药物合用时，由于发生相互作用，有时会致药物原有作用增强，这被称为药物的协同作用。氯丙嗪是吩噻嗪类的代表药物，为中枢多巴胺受体的拮抗药，具有镇静催眠的作用；戊巴比妥钠为巴比妥类中枢镇静药，能够随不同剂量而产生镇静、催眠、抗惊厥以至于麻醉作用。上述两种药物均具有镇静催眠作用，因此两药联用时将产生协同作用。

3. 实验材料

（1）动物。准备小鼠3只，体重 18～22 g，性别不限。

（2）药品。准备 0.05% 氯丙嗪溶液、0.04% 戊巴比妥钠溶液。

（3）器材。准备天平、钟罩、注射器（1 mL）、针头（5 号）。

4. 方法与步骤

（1）取小鼠3只，编号，称重。

（2）分别给予1号、2号两小鼠腹腔注射 0.1% 氯丙嗪溶液（0.1 mL/10 g），3号小鼠腹腔注射生理盐水 0.1 mL/10 g，观察小鼠的活动状态。

（3）10 min 后，取已注射氯丙嗪的 1、2 号小鼠中的任一只和注射生理盐水的 3 号小鼠，分别进行腹腔注射 0.2% 戊巴比妥钠溶液，0.1 mL/10 g，记录给药时间，观察三鼠的翻正反射消失所需时间，以及翻正反射消失维持时间有何不同。

5. **结果与处理**

将上述结果记入表 4 - 2，并对结果进行分析比较。

表 4 - 2　药物协同作用的实验结果

鼠号	第一次给药		第二次给药		
	药物	药物反应	药物	翻正反射消失所需时间/min	翻正反射消失维持时间/min
1	0.05% 氯丙嗪溶液		—		
2	0.05% 氯丙嗪溶液		0.20% 戊巴比妥钠溶液		
3	生理盐水		0.20% 戊巴比妥钠		

7. **思考题**

（1）除协同作用外，联合用药时还会产生其他的药物相互作用。药物的相互作用类型分为几种？简述其临床意义。

（2）联合用药时产生的不同药物相互作用的原理机制有哪些？请举例药物进行说明。

实验三　苯海拉明对组胺的竞争性拮抗作用及 pA_2 值的测定

1. **目的**

观察组胺对小肠收缩的影响，测定苯海拉明的拮抗参数 pA_2 值。

2. **原理**

组胺是自体活性物质之一，在体内由组氨酸脱羧基而成，作用于组胺受体发挥其生理作用。其作用于豚鼠回肠的组胺 H_1 受体时，能够引起肠肌收缩。当加入 H_1 受体拮抗药苯海拉明后，若提高组胺的浓度，仍能达到未加拮抗药前的收缩高度，则表示苯海拉明对组胺呈竞争性拮抗作用。pA_2 是一种用以表示竞争性拮抗药作用强度的指标，其意义为能当使激动药在提高到原来浓度 2 倍时，就能产生原来浓度的效应所需的拮抗药摩尔浓度的负对数值（$-\lg c$）。pA_2 值愈大，说明拮抗药的作用愈强。

3. **实验材料**

（1）动物。准备豚鼠 1 只，体重约 300 g，性别不限。

（2）药品。准备台氏液、磷酸组胺溶液（3×10^{-7} mol/L、3×10^{-6} mol/L、3×10^{-5} mol/L、3×10^{-4} mol/L、3×10^{-3} mol/L），苯海拉明溶液（3×10^{-9} mol/L、3×10^{-8} mol/L、

3×10^{-7} mol/L、3×10^{-6} mol/L）。

（3）器材。准备恒温水浴锅、麦氏浴槽、L形通气管、空气泵、剪刀、镊子、培养皿、量筒、微量加样器（100 ～ 500 μL）、BL-420 微机型生物机能实验系统（或其他记录装置）、张力换能器等。

4．方法与步骤

取豚鼠 1 只，击头处死，立即剖腹，剪下空肠或回肠上半段，每段 2 ～ 3 cm。将其放入充有 95% O_2 和 5% CO_2 台氏液的培养皿中，然后剪去肠系膜，用吸管吸取台式液，轻轻冲去肠腔内容物后，用丝线将两端对角结扎，一端固定于通气管的小钩上。然后将肠管放入盛有 30 mL 台氏液的麦氏浴槽内，恒温水浴的温度保持在（37 ± 0.5）℃，并通入 O_2（或空气）；另一端用线系在张力换能器头上，调整系线的松紧，使肠管受到相当 1 g 负荷的拉力，待肠管稳定 10 min 后，描记一段基线。再依次在麦氏浴槽内加入下列几组药液，每次加药后，观察肠管收缩情况 1～ 2 min，如果不出现反应，继续按顺序加入下一剂量；如出现收缩，则待其收缩达高峰后，再加入下一剂量。重复上述操作直至收缩达最大值（增加剂量不能进一步加强收缩力）为止。放出浴槽中的液体，用台氏液冲洗 2 次，再加入台氏液至固定高度。等基线恢复到用药前的水平后，再加入第 2 组药液进行试验。

（1）依次加入不同量（3×10^{-7} mol/L 0.1 mL、3×10^{-6} mol/L 0.1 mL、3×10^{-5} mol/L 0.1 mL、3×10^{-4} mol/L 0.1 mL、3×10^{-3} mol/L 0.1 mL）的磷酸组胺，使浴槽中磷酸组胺的最终浓度达到 1×10^{-9} mol/L（3×10^{-7} mol/L × 0.1/30 = 1×10^{-9} mol/L）、1×10^{-8} mol/L、1×10^{-7} mol/L、5×10^{-7} mol/L、1×10^{-6} mol/L、1×10^{-5} mol/L，描记不同浓度磷酸组胺所致的肠管收缩曲线。

（2）在浴槽中加入 3×10^{-7} mol/L 盐酸苯海拉明溶液 0.1 mL，使其最终浓度为 1×10^{-9} mol/L。然后再分别加入不同浓度的磷酸组胺溶液，描记当溶液中有 1×10^{-9} mol/L 的盐酸苯海拉明溶液存在时，1×10^{-8} mol/L、1×10^{-7} mol/L、5×10^{-7} mol/L、1×10^{-6} mol/L、1×10^{-5} mol/L 等浓度磷酸组胺所致的肠管收缩曲线。

（3）按同样的方法，分别试验浴槽中盐酸苯海拉明溶液浓度为 10^{-8} mol/L、10^{-7} mol/L 时对磷酸组胺（可试用 1×10^{-6} mol/L、1×10^{-5} mol/L、1×10^{-4} mol/L、5×10^{-4} mol/L 等浓度）的对抗作用。

描记完毕，以米尺测量每次加入磷酸组胺后的收缩曲线高度，将苯海拉明存在或不存在情况下，不同浓度的磷酸组胺所对应的肠管平滑肌收缩高度记录下来。

（4）计算盐酸苯海拉明对磷酸组胺竞争性拮抗作用的 pA_2 值。

A. 由实测的磷酸组胺各浓度（c）及对应的药物效应强度（E，即收缩高度），来计算出药物与受体结合平衡状态下的解离常数 K，K 即是量反应产生 50% 最大效应的药物浓度或剂量。先求出未加盐酸苯海拉明前磷酸组胺的 K 值，即组胺引起 50% 最大效应所需的摩尔浓度，以 c_0 表示，再求出在苯海拉明存在时，组胺引起 50% 最大效应所需的摩尔浓度，以（c_B）表示。

B. 以 $\lg\left(\dfrac{c_B}{c_0} - 1\right)$ 为纵坐标，相应的苯海拉明摩尔浓度的负对数（$-\lg c_B$）为横坐

标，作图得一直线，此直线的方程式为：

$$pA_x = -\lg c_B + \lg\left(\frac{c_B}{c_0} - 1\right) \tag{4-1}$$

令 $\dfrac{c_B}{c_0} = X$，则

$$pA_x = -\lg c_B + \lg(X - 1) \tag{4-2}$$

式（4-1）和式（4-2）中，c_B 为拮抗药 B 的摩尔浓度。

pc_x 表示在 c_B 的拮抗药存在时，激动药需要加大 X 倍浓度，才能达到未加拮抗药时的效应，即以 pA_x 表示拮抗药的拮抗效能。

pc_2 表示当某浓度拮抗药存在时，须将激动药的浓度加大 1 倍，才能达到未加拮抗药时的效应，即当 $c_B = 2c_0$ 时，$\lg\left(2\dfrac{c_0}{c_0} - 1\right) = 0$，$pc_2 = -\lg c_B$。式（4-2）表示当 $\lg(X - 1) = 0$ 时，$\lg c_B$ 轴的截距即为 pc_2 值。

例如，以离体豚鼠回肠进行苯海拉明与组胺竞争性实验，所得结果如表 4-3，试计算 pc_2 值。

表 4-3 苯海拉明与组胺竞争性拮抗实验

组胺浓度/ [（mol·L⁻¹）]	苯海拉明浓度/（mol·L⁻¹）			
	药物效应（E_0）/cm	药物效应（E_1）/cm	药物效应（E_2）/cm	药物效应（E_3）/cm
2.5×10^{-7}	1.7	—	—	—
5.0×10^{-7}	3.8	1.0×10^{-9}	—	—
10.0×10^{-6}	8.0	4.0×10^{-9}	2.5×10^{-8}	—
50.0×10^{-6}	9.0	7.0×10^{-9}	6.0×10^{-8}	4.6×10^{-7}
1.0×10^{-5}	10.0	9.0×10^{-9}	8.0×10^{-8}	6.5×10^{-7}
5.0×10^{-5}	—	9.8×10^{-9}	9.2×10^{-8}	8.5×10^{-7}
1.0×10^{-4}	—	—	1.0×10^{-7}	9.5×10^{-7}
5.0×10^{-4}	—	—	—	1.0×10^{-6}

E_0、E_1、E_2、E_3 分别为不同浓度苯海拉明与磷酸组胺的效应，在本实验中即为回肠的收缩高度（单位：cm）。

5. 结果与处理

（1）用 Scott 比值法，分别求出单用组胺以及在苯海拉明存在时组胺的 K 值，即 c_0 与 c_B 的值，如药物浓度用 c 表示，药物效应用 E 表示，结合解离常数用 K 表示，则量效关系公式可用式 4-3 表示：

$$E = \frac{c}{K + c} \times E_{\max} \qquad\qquad (4 - 3)$$

$$\frac{C}{E} = \frac{K + C}{E_{\max}} = \frac{1}{E_{\max}} \times C + \frac{K}{E_{\max}} \qquad (4 - 4)$$

令 $X = C$，$Y = \dfrac{C}{E}$，则

$$Y = \left(\frac{1}{E_{\max}}\right) X + \frac{K}{E_{\max}} \qquad\qquad (4 - 5)$$

此为直线方程，求出回归线 b 及 a 后，$K = \dfrac{a}{b}$，$E_{\max} = \dfrac{1}{b}$。表 4 – 4 是单用组胺时用 Scott 比值法求 K 及 $E_{\max}$ 的方法。

表 4 – 4　单用组胺时用 Scott 比值法求 K 及 $E_{\max}$

组胺浓度（C）/ [（$mol \cdot L^{-1}$）]	药物效应（E）/cm	$Y = C/E$	计算结果
2.5×10^{7}	1.7	1.471×10^{-7}	
5.0×10^{7}	3.8	1.316×10^{-7}	$R = 0.99633$，
1.0×10^{7}	8.0	1.250×10^{-7}	$a = 8.44464 \times 10^{-8}$，
5.0×10^{7}	9.0	5.556×10^{-7}	$b = 0.091765$
1.0×10^{7}	10.0	10.0×10^{-7}	

$$c_0 = K = \frac{a}{b} = \frac{8.44464 \times 10^{-8}}{0.091765} = 9.2024 \times 10^{-7} (mol \cdot L^{-1})$$

$$E_{\max} = \frac{1}{b} = \frac{1}{0.091765} = 10.90 (cm)$$

以此方法，分别计算出不同浓度苯海拉明存在时组胺的 K 值，即 c_B 的值。结果见表 4 – 5。

表 4 – 5　不同浓度苯海拉明存在时组胺的 K 值计算

苯海拉明浓度/（$mol \cdot L^{-1}$）	组胺的 K 值/（$mol \cdot L^{-1}$）
0	9.2020×10^{-7}
1×10^{-9}	26.0318×10^{-7}
1×10^{-8}	35.4286×10^{-7}
1×10^{-7}	74.3274×10^{-7}

（2）分别计算出 $\lg(X - 1)$ 值，即：

$$\lg\left(\frac{[c_{B_1}]}{[c_0]} - 1\right) = \lg\left(\frac{26.0318 \times 10^{-7}}{9.2020 \times 10^{-7}} - 1\right) = \lg(2.8288 - 1) = 0.26217$$

$$\lg\left(\frac{[c_{B_2}]}{[c_0]} - 1\right) = \lg\left(\frac{35.428\ 6 \times 10^{-7}}{9.202\ 0 \times 10^{-7}} - 1\right) = \lg(3.849\ 9 - 1) = 0.45483$$

$$\lg\left(\frac{[c_{B_3}]}{[c_0]} - 1\right) = \lg\left(\frac{74.327\ 4 \times 10^{-7}}{9.202\ 0 \times 10^{-7}} - 1\right) = \lg(8.077\ 0 - 1) = 0.84985$$

$pA_x = -\lg c_B + \lg\left(\frac{c_B}{c_0} - 1\right)$，此方程为直线方程，$-\lg c_B$ 为拮抗药苯海拉明溶液浓度的负对数，$-\lg c_B$ 为 x，$\lg\left(\frac{c_B}{c_0} - 1\right)$ 为 y，pA_x 为直线方程在 x 轴上的截距，相当于 a，即当 $c_B = 2c_0$ 时，$\lg\left(2\frac{c_0}{c_0} - 1\right) = 0$，$pc_2 = -\lg c_B$（表 4 - 6）。

表 4 - 6 pA_2 的计算及结果

$-\lg c_B(x)$	$\lg\left(\frac{c_B}{c_0} - 1\right)(y)$	计算结果
9	0.26217	$R = -0.98081$，
8	0.45483	$a = 2.87300$，
7	0.84985	$c_B = -0.29384$

$$y = -0.29384x + 2.87300,\ 当\ y = 0\ 时,\ x = \frac{2.87300}{0.29384} = 9.8,\ 即$$

$$pc_x = -\lg c_B = x = 9.8$$

6. 思考题

（1）简述药理学上竞争性拮抗与非竞争性拮抗的区别。

（2）列举几种目前常用的组胺受体拮抗剂，并简述它们与苯海拉明的相同/不同之处。

实验四　戊巴比妥钠对小鼠催眠作用的半数有效量测定

1. 目的

（1）掌握测定药物半数有效量（$50\%\ effective\ dose$，ED_{50}）的方法、原理、实验步骤、计算过程及意义。

（2）测定药物的 ED_{50} 及相关参数，认识生物个体差异及衡量药物效应强弱或急性毒性大小的方法。

2. 原理

药物效应和药物剂量的关系称量效关系，从不同角度观察，有量反应和质反应之分。量反应指特定反应的程度与剂量的关系，如血压的升高、血糖的降低等；质反应则为特定反应的出现与否与剂量的关系，如死亡与否、阳性或阴性等。ED_{50} 指药物引起

50%实验动物出现阳性结果（反应）所需的剂量。如以动物死亡率来表示反应，则用 LD_{50} 或半数致死浓度（50% $lethal\ concentration$，LC_{50}）表示，ED_{50} 或 LD_{50} 是表示剂量—反应的最常用的方法。除 ED_{50} 的观察指标（药效）与 LD_{50} 的观察指标（死亡）不同外，两者的测定原理相同。

Bliss 法又被称为正规概率单位法或 ED_{50}（或 LD_{50}）正规法。本法把反应率转化为概率单位，并进行作业校正、加权直线回归、逐步逼近，是计算 ED_{50}（或 LD_{50}）最精确的方法。其在数理上最严谨，又被称为加权概率单位法或概率单位正规法，是新药审批法中推荐使用的方法。本法剂量设计不必按几何级数，各组动物数不必相等，最大剂量组有效率（或死亡率）不必为 100%，最小剂量组死亡率不必为 0。但计算过程复杂，现阶段用软件完成。

戊巴比妥钠为巴比妥类镇静催眠药，给小鼠腹腔注射适当剂量后产生催眠效应。以翻正反射消失作为判断动物睡眠的指标，获得药物剂量的睡眠率。通过实验结果拟合量效曲线，用 Bliss 法电子计算机软件得出 ED_{50} 及其 95% 可信区间（b，a）。

3．实验材料

（1）动物。准备 50 只小鼠，雌雄各半（雌鼠应无孕），体重 18 ~ 22 g。

（2）药品。准备戊巴比妥钠、苦味酸（标记动物用）。

（3）器材。准备注射器（1 mL）、针头（4 号）、小烧杯、小鼠罩、托盘、计算器或计算机。

4．方法与步骤

（1）戊巴比妥钠 D_{min} 及 D_{max} 的确定（预实验）。

A．确定该药 0（D_{min}）和 100%（D_{max}）有效（或死亡）的大致剂量范围，以便正式实验时在此剂量范围内设置 5 ~ 6 个实验剂量组。

B．动物分组与给药。设置几个剂量组（每组动物 4 只），如剂量比为 1∶3∶9 的 3 个组，使实验给药液容积相同而药液浓度不同。小鼠用药量一般为 0.1 ~ 0.2 mL/10 g 体重，灌胃每次不超过 0.5 mL，腹腔注射每次不超过 0.6 mL。

C．观察与记录。以翻正反射消失作为判断动物睡眠的指标。给药 15 min 后，把受试小鼠轻轻地置于仰卧位，如果在 30 s 内不能翻正，即认为小鼠处于睡眠状态。记录并统计动物睡眠发生率。

如果剂量 10 mg/kg 无效（或无死亡），而剂量 30 mg/kg 及 90 mg/kg 均全部有效（或死亡），则 D_{min} ~ D_{max} 的大致范围为 10 ~ 30 mg/kg，即可做正式实验。如果三组均全无效（或全不死）或全部有效（或全死亡），则表示剂量选择不当，要再次进行预实验，往下或往上找剂量范围。此实验的目的是确定如下数据（如上例子）：D_{max} = 30 mg/kg，D_{min} = 10 mg/kg，D_{max}/D_{min} = 30/10 = 3。

（2）戊巴比妥钠 ED_{50} 测定。

A．计算各组剂量。根据测出的动物全有效（或全死亡）剂量（D_{max}）、全无效（或全不死）剂量（D_{min}），在此范围安排 5 ~ 8 组剂量。设 n 为组数，r 为公比（相邻两剂量之比，较小的剂量作为分子）。

各组剂量计算：以上算得的 r 值小于 1。求出 r 后，各组剂量分别为：

第 1 组 D_m

第 2 组 $D_m r$

第 3 组 $D_m r^2$

…………

如取 $n = 5$ 组，上例公比 $r = 0.76$，各组剂量分别为 30.0 mg/kg、22.8 mg/kg、17.3 mg/kg、13.2 mg/kg、10.0 mg/kg。

B. 配制药液。一般先配制最大剂量组的药液浓度（最浓药液），然后按一定的比例逐级稀释，即可得到各组药液浓度。可参考下述配药法。

假设每组需要药液 Vg（单位：mL），给药体积为 V（单位：mL/kg）：

$$最大剂量组浓度 \qquad C_m = D_m/V \qquad\qquad (4-6)$$

$$共需最浓药液体积 \qquad V_p = Vg/(1-r) \qquad (4-7)$$

$$所需药量 \qquad M = C_m V_p \qquad\qquad\qquad (4-8)$$

例：按上述计算剂量的例子，如果每组需要药液 $Vg = 6$ mL，给药体积 $V = 20$ mL/kg。

$$C_m = 30/20 = 1.5 \text{ mL/kg}$$

$$V_p = 6/(1 - 0.76) = 25 \text{ mL}$$

$$M = 1.5 \times 25 = 37.5 \text{ mg}$$

C. 分组及给药。取小鼠 50 只，体重 18 ~ 22 g，每组雌雄各半，按体重随机分成 5 个组。每组分别按设计的浓度、容积腹腔注射，记录给药时间。ED_{50} 测定时是否要设对照组，应视情况而定。

D. 观察与记录。以翻正反射消失作为判断动物睡眠的指标。给药 15 min 后，把受试小鼠轻轻地置于仰卧位。如果小鼠在 30 s 内不能翻正，即认为小鼠处于睡眠状态。记录并统计动物睡眠发生率。整个实验应记录的事项包括日期，药物名称、批号及制药单位，配药的溶剂，药液浓度，给药途径，给药容积及给药剂量，动物名称、性别及体重，实验时室温，给药时间，动物的表现或中毒症状及出现的时间，动物死亡时间，各组有效（或死亡）率。计算 ED_{50}。

5. 结果与处理

（1）戊巴比妥钠 D_{min} 及 D_{max} 的确定（预实验）。将上述实验结果填入表 4 - 7。确定戊巴比妥钠 0（D_{min}）和 100%（D_{max}）有效（或死亡）的大致剂量范围。

表 4 - 7 戊巴比妥钠 D_{min} 及 D_{max} 的确定

组别	性别	编号	体重/g	给药途径	给药容积/mL	给药时间	翻正反射测试时间	翻正反射是否消失
剂量 1 （____ mg/kg）	雄性	1						
	雄性	2						
	雌性	3						
	雌性	4						
剂量 2 （____ mg/kg）	雄性	1						
	雄性	2						
	雌性	3						
	雌性	4						
剂量 3 （____ mg/kg）	雄性	1						
	雄性	2						
	雌性	3						
	雌性	4						

（2）戊巴比妥钠 ED_{50} 测定。将上述实验结果填入表 4 - 8。用 Bliss 法电子计算机软件运算结果：戊巴比妥钠 ED_{50} 及其 95% 可信区间 (b, a)。

表 4 - 8 戊巴比妥钠半数有效量（ED_{50}）测定

剂量/ $(mg \cdot kg^{-1})$	性别	实验鼠数	平均体重/g	给药途径	给药容积/mL	给药时间	反应百分率/%	ED_{50}/ $(mg \cdot kg^{-1})$
	雄性	5						
	雌性	5						
	雄性	5						
	雌性	5						
	雄性	5						
	雌性	5						
	雄性	5						
	雌性	5						
	雄性	5						
	雌性	5						

6．注意事项

（1）本实验为定量药物效价测定，要求较高的准确性，在实验过程中要求实验操作准确无误。

（2）动物种类、体重范围、给药途径、实验观察时间等因素对 ED_{50} 的测定结果都有影响，在报告结果时都应加以注明。

（3）为了减少差错，最好由一人给药。

（4）动物在实验前应禁食 12 h，但饮水不限。

（5）保持室内安静，已睡眠鼠与未睡眠鼠分笼放置。

7．思考题

（1） ED_{50} 或 LD_{50} 测定的原理是什么？

（2）测定 ED_{50} 或 LD_{50} 有何意义？治疗指数、安全指数的意义是什么？

（3）为什么以前测定 ED_{50} 或 LD_{50} 时各组剂量常按等比级数安排？

（4） ED_{50} 或 LD_{50} 最精确的计算方法是什么？

第五章 作用于传出神经系统药物的实验

传出神经系统包括自主神经系统（autonomic nervous system）和运动神经系统（somatic motor nervous system）。自主神经系统包括交感神经系统（sympathetic nervous system）和副交感神经系统（parasympathetic nervous system），主要支配心肌、平滑肌和腺体等效应器；运动神经系统则支配骨骼肌。根据其末梢释放的递质不同，传出神经可分为胆碱能神经（cholinergic nerve）和去甲肾上腺素能神经（noradrenergic nerve）前者释放乙酰胆碱（acetylcholine，Ach），后者主要释放去甲肾上腺素（noradrenaline，NA）。传出神经系统比中枢神经系统相对简单，且自主神经系统外周部分的神经元位于血-脑屏障外，进入血液的药物都能接触这些神经元，因此，药理学中许多药物对突触传递机制的认识是通过对自主神经系统的研究获得的。作用于传出神经系统的药物主要影响作用于传出神经系统的递质和受体的功能，即通过影响递质的合成、贮存、释放和代谢等环节或直接与受体结合产生生物学效应。因此，传出神经系统药物的基本作用主要有两个，一是影响递质，二是直接作用于受体。

学习传出神经系统药物的基本实验方法的目的是训练基本技术，复习巩固相关理论，并提高对传出神经系统药物的实验研究资料的阅读能力。临床广泛应用的传出神经系统药物主要是肾上腺素受体和胆碱受体的兴奋药和拮抗药。通过在体器官和离体器官实验，学生将学会观察有机磷药物的中毒及其解救，传出神经系统药物对家兔血压、眼瞳孔、离体肠管和离体主动脉环的影响，对麻醉动物血流动力学的影响及新斯的明对筒箭毒碱和琥珀胆碱肌松作用的影响，从而对传出神经系统药物的实验研究有初步的认识。

实验一 有机磷药物中毒及其解救

1. 目的

观察有机磷药物中毒的症状。根据阿托品和碘解磷定对有机磷中毒的解救效果，初步分析这两种药的解毒原理。

2. 原理

有机磷药物为含有有机磷酸酯结构的化合物，主要用作农业或环境卫生杀虫剂。当有机磷药物进入机体后，可与乙酰胆碱酯酶发生不可逆性的结合，生成难以水解的磷酰化乙酰胆碱酯酶，使乙酰胆碱酯酶失去水解乙酰胆碱的能力，造成乙酰胆碱在体内的大量堆积，从而引起一系列的中毒症状，包括 M 样症状、N 样症状、中枢症状，可用 M 受体阻断剂阿托品、乙酰胆碱酯酶复活药碘解磷定解救。

3．实验材料

（1）动物。准备家兔2只。性别不限。

（2）药品。准备5%精制敌百虫溶液、0.2%硫酸阿托品溶液、2.5%碘解磷定溶液。

（3）器材。准备兔固定箱、注射器、测瞳尺、木夹、干棉球、酒精棉球。

4．方法与步骤

（1）取家兔2只，以1、2编号，称其体重，观察下列指标：活动情况、呼吸（频率、幅度、节律是否均匀）、瞳孔大小、唾液分泌、尿粪排泄、肌张力及有无肌震颤等。分别记录之。

（2）将两兔分别固定于箱内，以蘸有酒精的棉球涂擦耳郭，使耳缘静脉扩张。当充血明显时，分别按100 mg/kg（5%溶液，2.0 mL/kg）的剂量，由一侧耳缘静脉注射5%精制敌百虫溶液。密切注意给药后家兔各项生理指标变化，加以记录。

（3）当两兔出现明显的中毒症状（如肌肉无力、肢体瘫软、肌肉震颤、呼吸加深加重、瞳孔缩小、唾液分泌增加、大小便次数增多等），立即给予解救药物：给予1号家兔静脉注射硫酸阿托品2 mg/kg（0.2%溶液，1 mL/kg），给予2号家兔静脉注射碘解磷定50 mg/kg（2.5%溶液，2 mL/kg）。然后每隔5 min，再检查各项生理指标1次，观察两兔中毒症状是否减轻，并注意比较1号兔和2号兔各项指标的异同。

5．注意事项

（1）敌百虫的精制，可利用其在沸水中溶解度增加、冷却后可析出结晶的性能来进行。取粗制敌百虫溶解于沸水中，保温过滤。将滤液放冷，滤取结晶，干燥后即得。

（2）给家兔静脉注射精制敌百虫溶液，注射速度不宜过快，应控制在1.5 mL/min左右，否则动物容易出现急性中毒死亡。如给药15 min后尚未出现中毒症状，可追加适量精制敌百虫溶液。

（3）本实验是为分析阿托品和碘解磷定解毒机制而设计。在临床实际应用中，需要将阿托品与碘解磷定配合应用，才能获得最好的解毒效果。为防止动物死亡，在实验结束时也应给两兔分别补注碘解磷定与阿托品。

（4）敌百虫可以通过皮肤吸收，手接触后应立即用自来水冲洗，且勿用肥皂，因其在碱性环境中可转变为毒性更人的敌敌畏。

6．结果与处理

将敌百虫中毒及解救实验现象填入表5-1。

表5-1　敌百虫中毒及解救实验现象

兔号	体重/kg	观察阶段	活动情况	呼吸情况	瞳孔大小	唾液分泌	大小便次数及性状	肌张力及有无震颤
1		给药前						
		给予敌百虫后						
		给予阿托品后						

续表 5 - 1

兔号	体重/kg	观察阶段	活动情况	呼吸情况	瞳孔大小	唾液分泌	大小便次数及性状	肌张力及有无震颤
2		给药前						
		给予敌百虫后						
		给予碘解磷定后						

7. 思考题

（1）试根据本次实验结果，分析研究有机磷农药中毒机制及阿托品和碘解磷定的解毒原理。

（2）分别给予阿托品和碘解磷定解救后，两兔的症状有何不同？为什么？

（3）将本实验方法用于有机磷解毒剂的筛选时，最好选用哪些指标？

实验二 传出神经系统药物对家兔血压的影响

1. 目的

学习麻醉动物急性血压实验的装置和方法，观察传出神经药物对家兔血压的影响。分析各受体激动剂与拮抗剂的相互作用，以了解各药的作用机制。

2. 原理

传出神经系统药物是一类模拟神经递质的药物，肾上腺素和乙酰胆碱的拟似药与阻断药主要通过作用于心血管的相应受体产生心血管效应，引起心血管功能发生相应的改变。本实验通过观察血压变化，分析肾上腺素受体和胆碱受体的激动剂与拮抗剂对家兔血压的影响及其之间的相互作用。

3. 实验材料

（1）动物。准备家兔 1 只。性别不限。

（2）药品。准备 6% 肝素注射液、生理盐水、20% 乌拉坦溶液（或 3% 戊巴比妥钠溶液）、0.002% 盐酸肾上腺素溶液、0.01% 重酒石酸去甲肾上腺素溶液、0.001% 盐酸异丙肾上腺素溶液、0.2% 盐酸麻黄碱溶液、0.001% 氯化乙酰胆碱溶液、0.1% 氯化乙酰胆碱溶液、0.01% 硝酸毛果芸香碱溶液、0.1% 水杨酸毒扁豆碱溶液、1% 硫酸阿托品溶液、0.1% 盐酸酚妥拉明溶液、0.1% 盐酸普萘洛尔溶液。

（3）器材。准备手术台、手术刀、手术剪、气管插管、呼吸换能器、眼科剪、止血钳、动脉插管、动脉夹、压力换能器、生物信号采集系统、静脉插管、注射器、三通阀、铁支架、螺旋夹、弹簧夹、棉绳、丝线、纱布。

4. 方法与步骤

（1）麻醉。取家兔 1 只，称重，以 20% 乌拉坦溶液行耳缘静脉注射，5 ～ 6 mL/kg（或戊巴比妥钠 30 mg/kg，1 mL/kg），使之麻醉。背位固定于手术台上。

（2）手术。剪去颈部的毛，正中切开颈部皮肤，分离气管。在气管上做一"T"形切口，插入气管插管，结扎固定。将气管插管一端与呼吸换能器相连，记录呼吸情况。在气管一侧的颈总动脉鞘内分离颈总动脉（注意有迷走神经伴行，应将其与颈总动脉分离）。在颈总动脉下方近、远心端各穿一根线，远心端结扎；用动脉夹夹住近心端，在靠近结扎处用眼科剪剪一"V"形小口，向心方向插入装有肝素溶液的动脉插管，结扎并固定于动脉插管上。动脉插管与压力换能器相连并连接在生物信号采集系统上；慢慢松开颈总动脉夹，记录血压变化。

在任意侧的腹股沟部位，用手触得股动脉搏动处，剪去毛，纵切皮肤 3～4 cm，分离出股静脉。在静脉下穿 2 根线。将第一根线结扎静脉的离心端，第二根以备结扎静脉插管。在第一根线结扎处的上方，将静脉剪一小口，插入与滴定管相连的静脉插管，结扎固定。从滴定管放入生理盐水 2～3 mL，检查静脉插管是否畅通，有无漏液（家兔可用耳缘静脉插头皮针抗凝备用，以代替以上操作）。

（3）给药。先描记一段正常血压曲线，然后依次向静脉插管相连的橡皮管内注射以下药物。注意每次给药后立即推入生理盐水 2 mL，以将余药冲入静脉内。观察给药后所引起的血压变化。待血压恢复原水平或平稳以后，再给下一药物。

A. 用于观察拟肾上腺素药对血压的影响的药物：①盐酸肾上腺素 4 μg/kg（0.002% 溶液，0.2 mL/kg）。②重酒石酸去甲肾上腺素 20 μg/kg（0.01% 溶液，0.2 mL/kg）。③盐酸异丙肾上腺素 2 μg/kg（0.001% 溶液，0.2 mL/kg）。④盐酸麻黄碱 0.4 mg/kg（0.2% 溶液，0.2 mL/kg）。

B. 用于观察拟胆碱药对血压的影响及 M 受体阻断药对拟胆碱药作用的影响的药物：①硝酸毛果芸香碱 20 μg/kg（0.01% 溶液，0.2 mL/kg）。②氯化乙酰胆碱 1 μg/kg（0.001% 溶液，0.1 mL/kg）。③水杨酸毒扁豆碱 0.1 mg/kg（0.1% 溶液，0.1 mL/kg）。④氯化乙酰胆碱，剂量为"B.②"项之1/2，试与"B.②"项的结果做对比。⑤硫酸阿托品 2 mg/kg（1% 溶液，0.2 mL/kg），3 min 后再给药。⑥氯化乙酰胆碱，剂量同"B.②"项，试与"B.②"项的结果做对比。

C. 用于观察 α 和 β 受体阻断药对拟肾上腺素药作用的影响的药物：①盐酸肾上腺素 4 μg/kg（0.002% 溶液，0.2 mL/kg）。②盐酸酚妥拉明 0.1 mg/kg（0.1% 溶液，0.1 mL/kg）。③盐酸肾上腺素 8 μg/kg（0.002% 溶液，0.4 mL/kg，即"C.①"项用量之2倍），试与"C.①"项的结果做对比。④盐酸普萘洛尔 0.5 mg/kg（0.1% 溶液，0.5 mL/kg）。⑤盐酸肾上腺素，剂量同"C.③"项，试与"C.③"项的结果做对比。

D. 用于观察大剂量乙酰胆碱对血压的影响的药物：氯化乙酰胆碱 1 mg/kg（0.1% 溶液 1 mL/kg，即"B.②"项用量之 1 000 倍）。

5. 注意事项

（1）本实验中给药顺序的安排可由指导教师酌情增删、调动。

（2）本实验中给药剂量皆按盐类计算，必要时需要根据预试结果适当增减。

（3）家兔对药物的耐受性较差，且有些表现很不典型。

（4）如以酚苄明（2 mg/kg）代替酚妥拉明，能更好地看到肾上腺素升压作用之翻转，但用酚苄明行静脉注射后，须经 20～30 min 才充分显效。

6．结果与处理

复制血压曲线，标明血压值、所给药物的名称和剂量。分析各药的相互作用，解释给药前后出现的血压变化。

7．思考题

（1）肾上腺素、去甲肾上腺素、异丙肾上腺素和麻黄碱对心血管系统作用的异同。

（2）本实验中怎样验证乙酰胆碱的 M 样作用、N 样作用？

（3）本实验的结果能否充分证明毒扁豆碱对胆碱酯酶的抑制作用？

（4）为什么本实验的结果可以说明肾上腺素既作用于 α 受体，又作用于 β 受体？

实验三　传出神经系统药物对家兔眼瞳孔的作用

1．目的

观察拟胆碱药、抗胆碱药及拟肾上腺素药对瞳孔的作用，并分析药物对瞳孔作用的机制。

2．原理

瞳孔的大小取决于眼虹膜上的瞳孔括约肌和瞳孔开大肌的张力。瞳孔括约肌上分布有 M 受体，受胆碱能神经支配，引起瞳孔括约肌向眼中心方向收缩，瞳孔缩小。瞳孔开大肌上主要分布的是 α 受体，受肾上腺素能神经支配，瞳孔开大肌向眼外周方向收缩，瞳孔扩大。凡能影响这两种神经或所支配受体功能的药物，均能影响瞳孔的大小。

照射一侧瞳孔，引起两眼瞳孔缩小的反应称为瞳孔对光反射。照射侧的反应称为直接对光反射，未照射侧的反应称为间接对光反射。瞳孔对光反射的神经传导通路：视网膜→视神经→视交叉→两侧视束→顶盖前区→两侧动眼神经副核→动眼神经→睫状神经节→瞳孔括约肌收缩（M 受体激动）→两侧瞳孔缩小。瞳孔对光反射的情况见图 5-1。

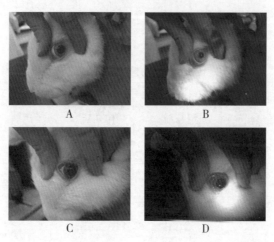

A．光射前；B．光射中；C．光射前；D．光射中；

A、B：对光反射阳性；C、D：对光反射阴性。

图 5-1　家兔瞳孔对光反射现象

3．实验材料

（1）动物。准备家兔2只。性别不限。

（2）药品。准备1%硫酸阿托品溶液、2%硝酸毛果芸香碱溶液、0.5%水杨酸毒扁豆碱溶液、2%盐酸苯肾上腺素溶液。

（3）器材。准备兔固定箱、手电筒、测瞳尺。

4．方法与步骤

（1）取家兔2只，以1、2编号。于适度的光照下，用测瞳尺测量两眼瞳孔的大小（单位：mm）。另用手电筒光试验对光反射，即突然从侧面照射兔眼，如瞳孔随光照而缩小，即为对光反射阳性，否则为阴性。

（2）在家兔的结膜囊内滴药：用左手拇指、食指将下眼睑拉来成杯状，同时用中指压住鼻泪管，滴入2滴药液。使其在眼睑内保留1 min，使药液与角膜充分接触。然后将手放开，任其溢出。给药情况见表5-2。

表5-2　给予的实验药物

兔号	左眼	右眼
1	1%硫酸阿托品溶液	2%硝酸毛果芸香碱溶液
2	2%盐酸苯肾上腺素溶液	0.5%水杨酸毒扁豆碱溶液

（3）滴药后15 min，在同样的光照下，再测量两兔左、右眼的瞳孔大小和对光反射。均再给予两兔右眼阿托品，15 min后再次检查瞳孔大小和对光反射。

5．注意事项

（1）测瞳时不能刺激角膜，光照强度及角度须前后一致，否则影响测瞳结果。

（2）观察对光反射只能用闪光灯光。

（3）本实验只检查家兔照射侧眼睛的直接对光反射。

6．结果与处理

将结果填入表5-3。

表5-3　传出神经系统药物对兔眼瞳孔的作用

兔号	药物	眼睛	瞳孔大小/mm		对光反射	
			用药前	用药后	用药前	用药后
1	阿托品、毛果芸香碱，再滴阿托品	左				
		右				
2	苯肾上腺素、毒扁豆碱，再滴阿托品	左				
		右				

7. 思考题

（1）试从实验结果分析阿托品和苯肾上腺素的散瞳作用有何不同？

（2）本次实验结果能否证明毛果芸香碱和毒扁豆碱缩瞳机制之不同？为什么？

实验四 传出神经系统药物对家兔离体肠管的作用

1. 目的

学习离体肠平滑肌器官的实验装置和方法，观察传出神经系统药物对离体肠平滑肌的作用。

2. 原理

家兔小肠平滑肌上存在 α 受体、β 受体、M 受体，受去甲肾上腺素能神经和胆碱能神经的双重支配。当去甲肾上腺素能神经兴奋的时候，小肠平滑肌抑制，蠕动减弱；当胆碱能神经兴奋的时候，平滑肌收缩，蠕动增强，此作用可被阿托品等 M 受体阻断剂所阻断。

将家兔离体肠管，以接近于在体情况的适宜环境，其保持良好的生理特性，并记录其收缩频率、幅度和张力，以此判断药物对离体肠运动的影响。

3. 实验材料

（1）动物。准备家兔 1 只，体重 2.5 ～ 3.0 kg。

（2）药品。准备台氏液、0.01% 肾上腺素溶液、0.001% 盐酸乙酰胆碱溶液、0.02% 磷酸组胺溶液、0.02% 氯苯那敏（扑尔敏）溶液、0.05% 硫酸阿托品溶液、1% 酚妥拉明溶液。

（3）器材。准备离体实验装置（离体平滑肌槽）1 套（包括麦氏浴管、万能支架、恒温水浴等）、生物信号采集系统和张力换能器（装置示意见图 5 - 2）、手术器械、注射器等。

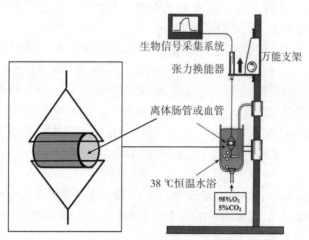

图 5 - 2 离体平滑肌槽实验装置示意

4. 方法与步骤

（1）制备标本。提起家兔后肢将其倒悬，用木槌猛击其头部致昏迷。立即开腹，在十二指肠及其邻近部位剪 20～30 cm 长的肠段，用台氏液冲洗肠段中的内容物，然后剪成数小段（每段长约 2 cm），置于 37 ℃ 的台氏液中备用。

（2）安装标本。

A. 装浴槽。电热浴槽放在托盘上，装入约 1/2 自来水并架好温度计；在灌流浴槽加入室温台氏液，并放置通气管或将浴槽连接超级恒温水浴，调温 37 ℃。

B. 装标本。用丝线分别系住肠环的对角线（注意不能把肠环口全部扎紧），置于盛有 20 mL 台氏液的平滑肌槽内，一端吊于 "L" 形的钩上，另一端接在张力换能器的线钩上。调节换能器的位置及松紧度，使肠环保持一定的张力（注意：悬挂肠环时，不要过度牵拉肠环）。

C. 供氧。连接通气管与加氧泵胶管，加氧泵悬挂于铁支架上，注意避免振动对实验的影响。通入 95% O_2 及 5% CO_2 的混合气体，调节气流速度，以每秒 2 个气泡为宜。

D. 连接记录系统。将张力换能器与 BL-420 系统连接。

（3）软件操作。开机并启动相关实验系统。

A. 选取实验项目中消化实验的"平滑肌理化特性"。

B. 扫描速度为 4.00 s/min，G、T、F 值可分别取默认值（50、DC、30 Hz），必要时将 G 值增大。

（4）观察项目。观察肠段收缩情况，比较给药前后肠段的收缩频率、幅度和张力的变化（基线的高低变化表示肌肉张力的变化)。注意，每一实验项目均应做好标记。

A. 37 ℃台氏液（正常对照）。调节浴槽水温至 37 ℃。观察 37 ℃台氏液时肠段的收缩情况，并用烧杯调制好 38 ℃台氏液备用（下同）。

B. 肾上腺素。往灌流浴槽中滴入 0.01% 肾上腺素溶液 1～2 滴，观察肠段收缩的变化。用 37 ℃台氏液冲洗灌流浴槽至肠段恢复正常收缩。

C. 酚妥拉明与肾上腺素。往灌流浴槽中滴 1% 酚妥拉明溶液 3～4 滴，观察肠段收缩变化，再加 0.01% 肾上腺素溶液 1～2 滴，观察加入肾上腺素后对肠段收缩影响并与 "（4）B." 项比较，反复冲洗同上。

D. 盐酸乙酰胆碱。往灌流浴槽中滴入 0.001% 盐酸乙酰胆碱溶液 1～2 滴，观察肠段收缩的变化。

E. 硫酸阿托品与盐酸乙酰胆碱。往灌流浴槽中滴入 0.05% 硫酸阿托品溶液 4～5 滴，观察肠段收缩有何变化，再加入 0.001% 盐酸乙酰胆碱溶液 1～2 滴，观察加入盐酸乙酰胆碱后对肠段收缩的影响，并与 "（4）D." 项比较，反复冲洗同上。

F. 磷酸组胺。往灌流浴槽中滴入 0.02% 磷酸组胺溶液 1～2 滴，观察肠段收缩的变化。

G. 氯苯那敏与组胺。往灌流浴槽中滴入 0.02% 氯苯那敏溶液 4～5 滴，观察肠段收缩有何变化，再加入 0.02% 组胺溶液 1～2 滴；观察加入组胺后对肠段收缩的影响，并与 "（4）F." 项比较，反复冲洗同上。

5．结果与处理

记录正常离体肠平滑肌及加入各种药物后的张力、收缩幅度、收缩频率，将变化情况填入表 5 - 4。

表 5 - 4　肠管张力和收缩情况变化

编号	药物	肠肌张力	肠肌收缩幅度	肠肌收缩频率
1	台氏液			
2	肾上腺素			
3	酚妥拉明 + 肾上腺素			
4	盐酸乙酰胆碱			
5	硫酸阿托品 + 盐酸乙酰胆碱			
6	磷酸组胺			
7	氯苯那敏 + 组胺			

6．注意事项

（1）实验应在合适的条件下进行，气体供给应持续进行。

（2）注意控制浴槽内温度在 37 ℃，避免温度过高。

（3）肠管标本操作应轻柔，不要过度牵拉标本，以保持标本活性。

（4）每次实验出现明显效果后立即冲洗肠段至恢复，至少冲洗 2 次。冲洗前应准备好 37 ℃的台氏液。

（5）水浴温度、肠肌张力及输入空气速度均可影响实验结果，应注意调节于最佳状态。

（6）上述各药用量是参考剂量，若效果不明显，可以增加药物剂量。

7．思考题

（1）肠管受什么神经支配？肠管分别产生什么效应？肠管上有哪些受体？激动、阻断它们分别产生什么效应？

（2）实验中的各种药物对家兔的离体肠管的作用如何？机制是什么？

实验五　传出神经系统药物对家兔离体主动脉环的作用

1．目的

掌握离体胸主动脉环的取材方法，学习离体血管的实验方法以及药物对离体血管的作用。通过学生自己设计给药顺序，掌握设计药物相互作用实验的基本方法。

2．原理

家兔主动脉同时受去甲肾上腺素能神经和胆碱能神经的双重支配。相应的神经释放的递质与血管平滑肌上相应的受体结合而产生心血管效应，使血管平滑肌发生收缩或者舒张等变化，从而引起血流动力学的改变。

3．实验材料

（1）动物。准备家兔 1 只。性别不限。

（2）药品。准备生理盐水溶液（physiological salt solution，PSS）、60 mol/L KCl PPS、1×10^{-4} mol/L 苯肾上腺素溶液、1×10^{-4} mol/L 乙酰胆碱溶液、1% 酚妥拉明溶液、0.005% 盐酸异丙肾上腺素溶液、0.003% 盐酸肾上腺素溶液、0.1% 盐酸普萘洛尔溶液、1% 硫酸阿托品溶液。

（3）试液配备。

A．Krebs-Henseleit（K-H）缓冲液。K-H 缓冲液含 NaCl 溶液（120mmol/L）、KCl 溶液（4.76 mmol/L）、$CaCl_2$ 溶液（2.5 mmol/L）、$MgSO_4$ 溶液（1.18 mmol/L）、NaH_2PO_4 溶液（1.18 mmol/L）、$NaHCO_3$ 溶液（25 mmol/L）、葡萄糖溶液（5.5 mmol/L）。

B．PSS。PSS 含 NaCl 溶液（154.7 mmol/L）、KCl 溶液（5.4 mmol/L）、葡萄糖溶液（11.0 mmol/L）、$CaCl_2$ 溶液（2.5 mmol/L）、Tris 溶液（6.0 mmol/L）。

C．60 mol/L KCl PPS 溶液。60 mol/L KCl PPS 溶液含 NaCl 溶液（100.1 mmol/L）、KCl 溶液（60.0 mmol/L）、葡萄糖溶液（11.0 mmol/L）、$CaCl_2$ 溶液（2.5 mmol/L）、Tris 溶液（6.0 mmol/L）。

（4）器材。准备离体实验装置（离体平滑肌槽）1 套（包括麦氏浴管、万能支架、恒温水浴等）、生物信号采集系统和张力换能器（装置示意见图 5–2）、手术器械以及注射器等。

4．方法与步骤

（1）主动脉环的制备。猛击家兔头部致死，迅速开胸，分离、摘取胸主动脉，置于冷 K-H 缓冲液中，充以 95% O_2 和 5% CO_2 的混合气体。小心剔除血管周围结缔组织及脂肪组织，避免损伤血管内皮。截取 5 mm 的血管环，将其悬挂于两个不锈钢挂钩上，一端固定于浴槽，另一端连接张力换能器，并与生物信号采集系统相连，记录血管张力变化。血管环置于盛有 20 mL K-H 液的 37 ℃恒温器官浴槽中，并持续充以 95% O_2 和 5% CO_2 的混合气体，调节气流速度为每秒 1～2 个泡。加 2 g 张力负荷，不断调整张力水平，使之维持在 2 g 左右（低于 1.8 g 或高于 2.2 g 时开始调整），稳定 1 h（每隔 15 min 换 1 次 37 ℃ K-H 液）。

（2）活化与内皮功能测试。先用 60 mmol/L KCl PSS 溶液使血管环平滑肌去极化，重复 2～3 次至血管环收缩达坪值；换 K-H 缓冲液洗脱 4 次（每 15 min 换 37 ℃ K-H 液，每次 20 mL），末次换液后，继续累计加入 KCl PSS 溶液刺激 3 次，每次观察约 15 min（以每次达到最大收缩为准）。冲洗后重新平衡血管环，再用终浓度为 1×10^{-6} mol/L 苯肾上腺素溶液 20 μL 预收缩血管，待张力上升并稳定后，加入终浓度为 1×10^{-8}～3×10^{-6} mol/L 累积浓度乙酰胆碱溶液舒张血管（累积加入乙酰胆碱 1×10^{-4} mol/L 母液 2 μL、4 μL、14 μL、40 μL、140 μL，使终浓度分别为 1×10^{-8} mol/L、3×10^{-8} mol/L、1×10^{-7} mol/L、3×10^{-7} mol/L、1×10^{-6} mol/L），检测血管环的内皮完整性。凡对乙酰胆碱诱导的最大舒张大于 80% 的血管环被认为内皮完整。

（3）学生根据药物的性质自行设计给药的顺序和方案，自行设计表格记录实验结果，并对结果进行讨论分析。

5．**注意事项**

（1）取主动脉环时不要过度牵拉主动脉，取下后立即放入充以 95% O_2 和 5% CO_2 的混合气体饱和并预冷的 K-H 缓冲液中。

（2）加药时不要触及连接张力换能器的线。

（3）注意给药的浓度，加入的母液浓度要与终浓度区别。

（4）自己设计给药方案和给药浓度。

6．**思考题**

（1）根据实验结果分析，主动脉的舒缩受什么神经支配？由哪些受体发挥什么生物效应？

（2）为什么要在实验前检测内皮功能？内皮功能与哪个药物的作用最密切相关？

（3）从实验可知，作用于去甲肾上腺素能神经的各种药物对家兔的主动脉环有何影响？比较其作用。

实验六　新斯的明对筒箭毒碱和琥珀胆碱肌松作用的影响

1．**目的**

学习麻醉大鼠腓神经–胫前肌肉标本的制备方法；观察新斯的明对除极化型和非除极化型两种骨骼肌松弛药物的肌松作用的影响。

2．**原理**

新斯的明为易逆性胆碱酯酶抑制药，可使胆碱酯酶暂时失去活性，导致乙酰胆碱堆积，从而激动胆碱 M 受体、胆碱 N 受体。琥珀胆碱为除极化型肌松药，能与运动终板膜 N_2 受体结合，产生与乙酰胆碱相似但较持久的除极化。干扰乙酰胆碱对运动终板 N_2 受体的正常兴奋作用，导致骨骼肌松弛。筒箭毒碱为非除极化型肌松药，与乙酰胆碱竞争结合运动终板膜 N_2 受体，导致骨骼肌松弛。

3．**实验材料**

（1）动物。准备大鼠 1 只，体重 150 ～ 200 g，性别不限。

（2）药品。准备 20% 乌来糖溶液、2% 普鲁卡因溶液、生理盐水、0.005% 氯化筒箭毒碱溶液、0.03% 氯化琥珀胆碱溶液、0.01% 溴化新斯的明溶液。

（3）器材。准备大鼠手术台、气管插管、手术剪、眼科镊、玻璃分针、BL-420 生物机能实验系统、电刺激装置、保护电极、注射器、针头、纱布、棉球、棉线。

4．**方法与步骤**

（1）仪器安装。调试电刺激装置和 BL-420 生物机能实验系统。

（2）腓神经–胫前肌肉标本的制备。取大鼠 1 只，称重后，腹腔注射 20% 乌来糖溶液 1.2 g/kg（0.6 mL/100 g）进行麻醉。将大鼠背位固定于手术台。从后肢踝关节正前方向上剪开小腿皮肤，剪断踝关节前部横韧带，分离胫前肌肌腱，沿肌腱分离胫前肌，在胫前肌肌腱处扎线，于远端切断肌腱。分离腓神经，安装电极以备进行电刺激实验。在髋关节后外侧约 0.5 cm 处切开皮肤，暴露出一段坐骨神经，用预先浸有普鲁卡因的棉线放置于坐骨神经上进行传导麻醉，1～2 min 后，将放置普鲁卡因棉线部分的神经切断。

（3）将胫前肌与生物信号处理采集系统和换能器相连，腓神经安装保护电极。每隔 5 s 给予 1 次单刺激，选择适当的刺激强度，观察给药前正常的肌肉收缩曲线，连续记录 5 min。

（4）行腹腔注射 0.005% 氯化筒箭毒碱溶液 0.2 mg/kg （0.4 mL/100 g）。待肌肉收缩振幅下降 50% 时，立即从舌下静脉匀速注射 0.01% 溴化新斯的明溶液 0.1 mg/kg （0.1 mL/100 g），观察并记录给药后的肌肉收缩曲线变化。

（5）待肌肉收缩曲线基本恢复正常后行腹腔注射 0.03% 氯化琥珀胆碱溶液 1.2～2.4 mg/kg （0.4～0.8 mL/100 g）。待收缩振幅下降 50% 时，立即从舌下静脉匀速注射 0.01% 溴化新斯的明溶液 0.1 mg/kg （0.1 mL/100 g），观察并记录给药后的肌肉收缩曲线变化。

5. 结果与处理

描记肌肉收缩曲线，标注所给药物名称，分析各药物作用和药物间的相互影响。

6. 注意事项

（1）静脉注射新斯的明时速度不宜过快。

（2）给药过程中密切注意动物呼吸变化，必要时进行人工呼吸。

7. 思考题

（1）简述筒箭毒碱和琥珀胆碱对肌肉松弛作用的异同点。

（2）新斯的明对筒箭毒碱和琥珀胆碱所致骨骼肌松弛的作用有何影响？为什么？

实验七　传出神经系统药物对麻醉家兔血流动力学的影响

1. 目的

观察传出神经系统药物对麻醉家兔血流动力学的影响，了解这些药物之间的相互作用，掌握动物的心室插管技术。

2. 原理

传出神经系统药物通过作用于心脏和血管平滑肌上相应的受体而产生心血管效应，使血流动力学发生相应变化。

3. 实验材料

（1）动物。准备家兔 6 只，体重 1.5～2.0 kg，每组 1 只，性别不限。

（2）药品。准备 0.003% 盐酸肾上腺素溶液、0.125% 重酒石酸去甲肾上腺素溶液、0.005% 盐酸异丙肾上腺素溶液、1% 酚妥拉明溶液、0.1% 盐酸普萘洛尔溶液、1% 硫酸阿托品溶液、0.01% 乙酰胆碱溶液、3% 戊巴比妥钠溶液、50 U/mL 及 1 000 U/mL 肝素生理盐水。

（3）器材。准备婴儿秤、手术台、手术器械、气管插管、动脉夹、动脉插管、心导管、头皮针、压力换能器、MedLab 生物信号采集系统、注射器、丝线、纱布等。

4．方法与步骤

（1）动物麻醉。家兔称重后，耳缘静脉注射 3% 戊巴比妥钠溶液 0.8～1.0 mL/kg（即 24～30 mg/kg）进行麻醉。

（2）气管插管。将麻醉家兔背位固定于手术台上，剪去颈部毛，正中切开皮肤，分离气管并在上面做一倒"T"形切口，插入气管插管并结扎固定。

（3）肝素化。选取一侧耳缘静脉，插入头皮针，注入 1 000 U/mL 肝素生理盐水 1 mL/kg，然后固定头皮针以备给药。

（4）电脑设置。打开电脑，按照表 5-5 要求设置实验参数。

表 5-5　药物对麻醉家兔血流动力学的影响实验中使用 MedLab 系统设置实验参数

采样	参数	
显示方式	连续记录	连续记录
采样间隔	1 ms	1 ms
采样通道	1（DC）	3（DC）
处理名称	血压（单位：kPa）	中心静脉压（单位：cmH_2O）
时间常数	直流	直流
放大倍数	100	500
滤波	全通 10 kHz	全通 100 kHz
X 轴压缩比	5：1～10：1	5：1～10：1
Y 轴压缩比	8：1～16：1	8：1～16：1

（5）动脉插管。分离左侧颈总动脉，动脉插管后描记血压。

（6）心室插管。分离右侧颈总动脉，在动脉下穿 2 根线先结扎远心端，再用动脉夹夹住近心端，在结扎线与动脉夹之间用眼科剪剪一"V"形口，将已预先充满肝素生理盐水的心导管向心方向插入。以另一根线结扎插入的心导管（注意勿结扎过紧），将心导管与已校准好的压力换能器相连。一手捏住心导管插入端的血管，另一手将动脉夹松开并将心导管缓缓向心送入直至左心室。此时，可在电脑屏幕上看到原先的动脉血压波动变成了高而陡的左心室内压波动，结扎固定心导管。

（7）血流动力学参数的测定。各血流动力学各参数意义见表 5-6。

表5-6 血流动力学实验模块中各测量参数的意义

参数指标	意义	单位
HR	心率	次/分
P_{SP}	动脉收缩压	kPa
P_{DP}	动脉舒张压	kPa
P_{AP}	动脉平均压	kPa
P_{LVSP}	左心室收缩压	kPa
P_{LVDP}	左心室舒张压	kPa
P_{LVEDP}	左心室终末舒张压	kPa
$t_{dp/dtm}$	左心室内压最大上升速率	kPa/s
$t_{dp/dtm}$	左心室开始收缩至 dp/dt_{max} 的间隔时间	ms
t_{max}	左心室内压最大下降速率	kPa/s
v_{pm}	左心室心肌收缩成分实测最大缩短速度	次/秒
v_{max}	左心室心肌收缩成分零负荷时的缩短速度	次/秒
v_{40}	左心室内发展压力为 40 mmHg 时心肌收缩成分缩短速度	次/秒

（8）药物对血流动力学的影响。根据实验分组不同分别按顺序给予以下药物，观察给药后血压等的变化（每次给药后，要注入少量生理盐水冲洗管内残留药物，待血压等曲线平稳后再给下一药物）。

A. 观察拟肾上腺素药物对血流动力学的影响及 α 受体阻断剂对拟肾上腺素药物作用的影响：①盐酸肾上腺素 0.2 mL/kg（0.006 mg/kg）。②重酒不酸去甲肾上腺素 0.2 mL/kg（0.25 mg/kg）。③盐酸异丙肾上腺素 0.2 mL/kg（0.01 mg/kg）。④酚妥拉明 0.5 mL/kg（5 mg/kg）。⑤15 min 后重复①—③步骤。

B. 观察拟肾上腺素药物对血流动力学的影响及 β 受体阻断剂对拟肾上腺素药物作用的影响：①盐酸肾上腺素 0.2 mL/kg（0.006 mg/kg）。②重酒不酸去甲肾上腺素 0.2 mL/kg（0.25 mg/kg）。③盐酸异内肾上腺素 0.2 mL/kg（0.01 mg/kg）。④盐酸普萘洛尔 0.5 mL/kg（0.5 mg/kg）。⑤15 min 后重复①—③步骤。

C. 观察拟胆碱药物对家兔血流动力学的影响及 M 受体阻断剂对拟胆碱药物作用的影响：①乙酰胆碱 0.1 mL/kg（0.01 mg/kg）。②硫酸阿托品 0.2 mL/kg（2 mg/kg）。③15 min 后重复①步骤。

D. 观察拟胆碱药物对家兔血流动力学的影响及被试药物对拟胆碱药物作用的影响：①乙酰胆碱 0.1 mL/kg（0.01 mg/kg）。②被试药物 0.2 mL/kg（2 mg/kg）。③15 min 后重复①步骤。

5. 结果与处理

将结果填入表5-7。

表 5 – 7 药物对麻醉家兔血流动力学参数的影响

参数指标	单位	给药前	给药后
HR	次/分		
P_{SP}	kPa		
P_{DP}	kPa		
P_{AP}	kPa		
P_{LVSP}	kPa		
P_{LVDP}	kPa		
P_{LVEDP}	kPa		
$t_{dp/dtm}$	kPa/s		
$t_{dp/dt_{max}}$	ms		
$t_{dp/dt_{max}}$	kPa/s		
v_{pm}	1/s		
v_{max}	1/s		
v_{40}	1/s		

读取并记录给药前后血流动力学各参数，计算其变化值；打印血流动力学实验曲线图，附在实验报告中，标明给药名称及剂量。对实验结果进行正确的分析讨论并得出简单的结论。

6. 注意事项

（1）动脉插管时远心端一定要结扎，待动脉插管固定好后再松开动脉夹，否则易致出血。

（2）心室插管时要胆大心细，注意不要强行用力，以免捅破心脏。

（3）给肾上腺素受体激动药要快，给药后立即用生理盐水冲洗管内残留药物。

（4）麻醉动物一定要认真称重，根据动物体重算出麻醉药用量，静脉注射戊巴妥钠一定要缓慢，否则易致动物窒息。

7. 思考题

（1）肾上腺素、去甲肾上腺素、异丙肾上腺素、酚妥拉明、普萘洛尔、乙酰胆碱、阿托品单独使用和合用的时候分别对家兔血流动力学产生什么样的影响？请分别说明其机制。

（2）被试药物对家兔的血流动力学有何影响？合用乙酰胆碱后血流动力学有何变化？为什么？

第六章　作用于中枢神经系统药物的实验

中枢神经系统药物包括全身麻醉药、镇静催眠药、镇痛药、抗癫痫药和抗惊厥药、抗精神失常药、中枢兴奋药等。它们能够通过影响改变中枢神经系统功能而广泛影响机体功能，并发挥多种不同的作用，对生物体产生多重影响。

本章内容涉及的实验较多，但归纳起来主要包括两方面的内容：中枢抑制药实验和中枢兴奋药实验。首先，学生通过学习中枢抑制药的基本实验方法，掌握基本技术，复习、巩固相关理论，并提高对中枢抑制药实验研究资料的阅读能力；接着，通过中枢兴奋药作用定位实验和解救中枢兴奋药中毒的实验性治疗，对中枢兴奋药的实验研究有初步的认识；最后，进行一系列筛选、探究性实验，以确定被试药物的基本作用及某种作用特点，为新药研发打下理论和实验基础。

实验一　普鲁卡因与丁卡因表面麻醉作用的比较

1．目的
学习筛试表面麻醉用药的方法，了解普鲁卡因与丁卡因作用的区别。

2．原理
局部麻醉药是一类以适当的浓度应用于局部神经末梢或神经干周围的药物，本类药物能暂时、完全和可逆地阻断神经冲动的产生和传导，在意识清醒的条件下可使局部痛觉暂时消失，同时对各类组织无损伤性影响。表面麻醉是将穿透性极强的局麻醉药涂于黏膜表面，使黏膜下神经末梢麻醉。

3．实验材料
（1）动物。准备家兔 1 只，性别不限。
（2）药品。准备 1% 盐酸普鲁卡因溶液、1% 盐酸丁卡因溶液。
（3）器材。准备兔固定箱、剪刀、滴管。

4．方法与步骤
（1）取家兔 1 只，检查两眼情况（须无眼疾），放入固定箱内，剪去两眼睫毛。

（2）以均等的力量轻触家兔角膜的上、中、下、左和右五个位点，获得全部阳性结果（5 次都不眨眼）时记 5/5，获得全部阴性（5 次都眨眼）结果时记 0/5，其余类推。

（3）滴药时要用拇指和食指将家兔眼睑拉成杯状，用中指压住鼻泪管，然后在两眼滴药。在左眼滴加 1% 盐酸普鲁卡因溶液 2 滴，在右眼滴加 1% 盐酸丁卡因溶液 2 滴，轻轻揉动眼睑，使药液与角膜充分接触，并在眼眶中存留 1 min，然后放手任其自溢。滴药后每隔 5 min 测试角膜反射 1 次，到 30 min 为止。同时观察有无结膜充血等反应。

记录并比较两药之作用。

5．结果与处理

将结果填入表 6 – 1。

表 6 – 1　普鲁卡因与丁卡因表面麻醉作用比较

兔眼	滴入药物	滴药前角膜反射	滴药后角膜反射					
			5 min	10 min	15 min	20 min	25 min	30 min
左	1% 盐酸普鲁卡因溶液							
右	1% 盐酸丁卡因溶液							

6．注意事项

（1）滴药时必须压住鼻泪管，以免药液流入鼻腔，经鼻黏膜吸收而致中毒，并影响实验结果。

（2）用以刺激角膜的兔须宜软硬适中。实验中应使用同一根兔须，以保证触力均等。

7．思考题

（1）影响药物表面麻醉效果的因素有哪些？

（2）表面麻醉的适用范围是什么？有哪些常用药物？使用中需要注意什么问题？

实验二　药物对小鼠自发活动的影响

1．目的

（1）观察尼可刹米、地西泮对小鼠自发活动的影响。

（2）掌握小鼠多功能自主活动记录仪的使用方法。

2．原理

地西泮能增强 GABA 能神经功能，产生镇静作用，使小鼠自发活动减少。小鼠多功能自主活动记录仪利用小鼠在活动计数盒中自发活动时阻断光束的次数，转换成光电脉冲信号，经微电脑处理后将额定时间内的自发活动数，由数字显示管定量显示并记录下来，用于观察药物对小鼠活动变化的影响。尼可刹米能提高呼吸中枢的兴奋性，使小鼠自发活动增多。

3．实验材料

（1）动物。准备小鼠 6 只，体重 18 ～ 22 g，性别不限。

（2）药品。准备 2 g/L 地西泮溶液（给药剂量为 0.1 mL/10 g）、25 g/L 尼可刹米溶液（给药剂量为 0.1 mL/10 g）、生理盐水（给药剂量为 0.1 mL/10 g）。

（3）器材。准备小鼠多功能自主活动记录仪、鼠笼、天平、注射器（1 mL）、针头（5 号）。

4．方法与步骤

（1）开启小鼠多功能自主活动记录仪，按实验要求设置好参数。

（2）取小鼠6只，称重，标记后，依次放入活动计数盒中，观察各鼠自发活动2 min。

（3）对6只小鼠分别腹腔注射下列药物：地西泮0.2 mg/10 g（2只，给药剂量为0.1 mL/10 g），尼可刹米2.5 mg/10 g（2只，给药剂量为0.1 mL/10 g）、生理盐水（2只，给药剂量为0.1 mL/10 g）。

（4）给药后，将小鼠重新放回计数盒中，在第10 min、第20 min、第30 min、第40 min再分别按上法测定各鼠在计数盒中2 min的自发活动次数。每次计数后要及时将实验结果打印以便保存。

5．结果与处理

将药物对小鼠自发活动的影响结果填入表6-2。

表6-2　药物对小鼠自发活动的影响

鼠号	鼠重/g	药物	用量/mL	2 min 内活动计数（X）				
				给药前	给药后/min			
					10	20	30	40
1		生理盐水						
2		生理盐水						
3		尼可刹米						
4		尼可刹米						
5		地西泮						
6		地西泮						

6．注意事项

（1）腹腔给药的时间应同时进行，以避免时间差对动物自发活动产生的影响。

（2）使用小鼠多功能自主活动记录仪要按照规程设定相关参数，不能随意调整。因为微电脑不能保存太多数据，所以每次计数完毕要及时打印实验数据。

（3）活动计数盒的位置要摆放正确，不然光束无法进入盒内，影响计数结果。

7．思考题

（1）本实验适用于观察哪几类药物的作用？

（2）根据本实验中两种药物的作用原理和实验结果，试分析两药的作用强度和时间区别。

实验三　镇静催眠药的协同作用和对抗中枢兴奋药的作用

1．目的
通过实验认识药物相互作用的协同作用和拮抗作用，学习镇静催眠药的筛选方法。

2．原理
地西泮、戊巴比妥钠等镇静催眠药依剂量的递增而表现为镇静、催眠及麻醉作用。镇静催眠药合用时作用加强，且可对抗中枢兴奋药如二甲弗林引起的惊厥行为。

3．实验材料
（1）动物。准备小鼠 5 只。性别不限。
（2）药品。准备 0.4% 地西泮溶液、0.2% 戊巴比妥钠溶液、0.4% 二甲弗林溶液。
（3）器材。准备注射器、天平、钟罩。

4．方法与步骤
取性别相同，体重相近的小鼠 5 只，编号，称重，然后做下述处置：

1 号小鼠，行腹腔注射地西泮 0.8 mg/10 g（0.4% 溶液，0.2 mL/10 g）。

2 号小鼠，行皮下注射戊巴比妥钠 0.4 mg/10 g（0.2% 溶液，0.2 mL/10 g）。

3 号小鼠，行腹腔注射地西泮 0.8 mg/10 g，10 min 后再行皮下注射戊巴比妥钠 0.4 mg/10 g。

4 号小鼠，行皮下注射二甲弗林 0.8 mg/10 g（0.4% 溶液，0.2 mL/10 g）。

5 号小鼠，行腹腔注射地西泮 0.8 mg/10 g，10 min 后再行皮下注射二甲弗林 0.8 mg/10 g（0.4% 溶液，0.2 mL/10 g）。

将 5 只小鼠分别置于钟罩内，比较所出现的药物反应及最终结果。

5．结果与处理
按表 6 - 3 记录实验结果。

表 6 - 3　镇静催眠药的协同作用和对抗中枢兴奋药的作用

鼠号	体重/g	第一次给药		第二次给药		两类相互作用类型
		药物及剂量	给药后反应	药物及剂量	给药后反应	
1						
2						
3						
4						
5						

6．注意事项
（1）注射药物比较多，每次注射之前应充分洗净注射器，以免影响药效。

（2）镇静催眠药均属于中枢抑制药，动物实验时其作用往往不能区分。镇静作用指标主要是自发活动减少；催眠作用则以动物的共济失调为指标，当环境安静时，可以逐渐入睡。翻正反射的消失可以代表催眠作用，又可反映催眠药的麻醉作用。

（3）实验环境须安静，室温以 20 ~ 25 ℃为宜。

7．思考题

（1）在合并用药过程中各药可以通过哪几种方式发生相互作用，引起哪几种后果？

（2）给小鼠预先注射地西泮对戊巴比妥钠和二甲弗林的药理作用各有何影响？

实验四　苯巴比妥的抗惊厥作用

1．目的

（1）观察巴比妥类药物的抗惊厥作用。

（2）学习制作动物惊厥模型的方法。

2．原理

惊厥是大脑运动神经元异常放电导致全身骨骼肌强烈的不随意收缩，表现为强直性或阵挛性抽搐。苯巴比妥抗惊厥的主要机制是增强大脑中 GABA 能神经的功能，提高惊厥发生的阈值，限制病灶异常放电。尼可刹米为中枢兴奋药，过量中毒可以兴奋脊髓引起惊厥，甚至死亡。

3．实验材料

（1）动物。准备小鼠 4 只，体重 18 ~ 22 g，性别不限。

（2）药品。准备 5 g/L 苯巴比妥溶液（给药剂量为 0.1 mL/10 g）、25 g/L 尼可刹米溶液（给药剂量为 0.1 mL/10 g）、生理盐水溶液（给药剂量为 0.1 mL/10 g）。

（3）器材。准备鼠笼、天平、注射器（1 mL）、针头（5 号）。

4．方法与步骤

（1）取小鼠 4 只，称重、标记后，分别给予 1 号、2 号小鼠腹腔注射苯巴比妥溶液 0.1 mL/10 g，分别给予 3 号、4 号小鼠腹腔注射生理盐水溶液 0.1 mL/10 g 作为空白对照。

（2）10 min 后，4 只小鼠都皮下注射尼可刹米溶液 0.1 mL/10 g，观察小鼠有无兴奋、竖尾、惊厥（以后脚伸直、直立跳跃为惊厥指标）和死亡的现象发生。

5．结果与处理

将结果记录在表 6 - 4。

表6-4　苯巴比妥对尼可刹米致小鼠惊厥作用的影响

鼠号	鼠重/g	药物	用量/mL	中毒量尼可刹米反应		
				兴奋	惊厥	死亡
1		苯巴比妥				
2		苯巴比妥				
3		生理盐水				
4		生理盐水				

6. 注意事项

（1）由于动物的个体差异，对较迟出现惊厥现象的小鼠，可以给予轻微的刺激加速惊厥出现，但需要保持所受的刺激强度一致。

（2）注射过量尼可刹米的小鼠比较兴奋，操作时要注意安全。

7. 思考题

（1）苯巴比妥抗惊厥的机制是什么？主要用于什么疾病的治疗？

（2）请列举其他的抗惊厥药物，并试述它们的作用机制与苯巴比妥有何不同。

实验五　氯丙嗪对小鼠基础代谢的影响

1. 目的

以耗氧量为指标，观察氯丙嗪对小鼠基础代谢的影响。

2. 原理

氯丙嗪为中枢多巴胺受体的拮抗药，具有多种药理活性。氯丙嗪能抑制体温调节中枢，使体温降低，体温可随外环境变化而变化。大剂量时又可抑制体温调节中枢，配合物理降温，使体温降低，基础代谢降低，器官功能活动减少，耗氧量减低而呈"人工冬眠"状态。小鼠在密闭容器中的存活时间可以反映动物消耗氧的能力。降低机体代谢（如使用中枢抑制药）可延长小鼠在密闭容器中的存活时间。

3. 实验材料

（1）动物。准备小鼠20只，体重18～22 g，雌雄各半。

（2）药品。准备凡士林、碱石灰、0.1%盐酸氯丙嗪溶液、生理盐水。

（3）器材。准备广口瓶、秒表。

4. 方法与步骤

（1）取20只体重相近的小鼠，雌雄各半，随机分为甲组和乙组，每组10只。

（2）腹腔注射给药。甲组，给予0.1%盐酸氯丙嗪溶液0.15 mg/10 g（即0.15 mL/10 g体重）；乙组，给予生理盐水0.15 mg/10 g。

（3）给药后20 min，分别将各小鼠置于含25 g碱石灰的磨口广口瓶（125 mL）中。

（4）瓶口用涂有凡士林的瓶盖密封。

（5）观察和记录小鼠的死亡时间，并收集全实验室（共 10 组）的结果进行统计，用 t 检验法检验是否有显著性差异。

5. 结果与处理

按表 6 – 5 记录实验结果。

表 6 – 5　氯丙嗪对小鼠耐缺氧反应的影响

组别	各鼠存活时间/min										$\overline{x} \pm s$
	1 组	2 组	3 组	4 组	5 组	6 组	7 组	8 组	9 组	10 组	
生理盐水组											
氯丙嗪组											

6. 注意事项

（1）碱石灰须新鲜，装置应密封，等容量。

（2）各小鼠体重应接近，因为能量代谢率正比于体表面积。

（3）观察瓶内小鼠死亡时间时，应观察至呼吸停止后 5 min，以确证小鼠已经死亡。

（4）注意实验环境温度的恒定与一致。

【方法评价】

密闭容器小动物存活时间的测定是观察中枢抑制药增加脑血流量、提高中枢神经元摄氧能力等作用的常用初筛方法。该法简单，但特异性差。

7. 思考题

（1）从氯丙嗪对基础代谢的影响，联系其人工冬眠的作用，讨论该药在这方面的临床应用。

（2）为什么密闭容器法的特异性差？还有哪些实验可用于中枢抑制药的药效测试？

实验六　药物的镇痛作用（扭体法）

1. 目的

了解用腹腔注射刺激性物质引起扭体（反应），来筛选镇痛药的方法。

2. 原理

本实验属化学刺激致痛模型。腹膜有广泛的感觉神经分布，把醋酸等化学刺激物注入腹腔，可使小鼠产生疼痛反应，表现为腹部两侧内凹、躯体扭曲和后肢伸展，此现象称为扭体反应。通过考察扭体反应的次数，可以反映镇痛药的疗效。吗啡属于麻醉性镇痛药，本实验通过化学刺激致痛模型，评价药物的镇痛作用。

3. 实验材料

（1）动物。准备小鼠 4 只，体重 20 ～ 22 g，性别不限。

（2）药品。准备0.1%吗啡、1%乙酸、生理盐水。

（3）器材。准备小鼠笼、1 mL注射器。

4．方法与步骤

（1）取小鼠4只，称重，编号，观察其给药前的正常活动及姿态。

（2）给予1号和2号小鼠腹腔注射生理盐水（0.2 mL/10 g），给予3号和4号小鼠腹腔注射0.1%吗啡（0.2 mL/10 g）。

（3）给药30分钟后，每鼠腹腔注射1%乙酸溶液（0.1 mL/10 g），然后观察20 min内各鼠是否发生扭体反应。若出现，应记录出现扭体反应的动物数。

5．结果与处理

汇总全实验室各组结果，将数据填入表6-6中并计算药物镇痛百分率。

表6-6　吗啡对小鼠扭体法致痛的影响

药物	动物数（n）	出现扭体反应的动物数（n'）	镇痛百分率/%
吗啡			
生理盐水			

$$\text{药物镇痛百分率} = \frac{\genfrac{}{}{0pt}{}{\text{对照组出现扭体}}{\text{反应的动物数}} - \genfrac{}{}{0pt}{}{\text{给药组出现扭体}}{\text{反应的动物数}}}{\text{对照组动物数}} \times 100\% \qquad (6-1)$$

6．注意事项

醋酸溶液应在实验前临时配制。

7．思考题

（1）简述吗啡的镇痛原理和临床应用。

实验七　热板法观察药物的镇痛作用

1．目的

（1）观察罗通定和供试药的镇痛作用。

（2）了解热板法筛选镇痛药。

2．原理

伤害因素引起的疼痛性刺激通过感觉纤维传入脊髓，最后到达大脑皮层引起疼痛。将小鼠置于预热到55 ℃的恒温金属盘上，热刺激小鼠足部产生疼痛反应，以舔后足为疼痛的反应指标，以从小鼠放至热板上到出现舔后足的时间为痛阈值。通过测定小鼠给药前后痛阈值的变化，可以反映药物镇痛作用的强弱。

3．实验材料

（1）动物。准备雌性小鼠36只，体重18～22 g。

（2）药品。准备 0.4% 罗通定溶液、供试药溶液、生理盐水。

（3）器材。准备智能热板仪、注射器。

4. 方法与步骤

（1）仪器准备。将智能热板仪温度设定为 55 ℃，仪器升温至设定值。

（2）合格动物筛选。取雌性小鼠，逐一置热板仪上，并开始计时，观察小鼠对热刺激的反应。正常情况下，大多数小鼠放入 10 ~ 20 s 内开始有不安状态，但仅以小鼠舔后足作为痛阈值指标，当小鼠出现舔后足的动作时，停止计时并记录时间，然后将小鼠取出。5 min 后重新测试，如果两次痛觉反应均在 10 ~ 30 s 内，则为合格。剔除不合格小鼠。按此方法挑选合格小鼠 36 只，称重，编号。

（3）将 36 只小鼠随机分成甲、乙、丙 3 组。分别腹腔注射以下药物。甲组：生理盐水 0.1 mL/10 g；乙组：0.4% 罗通定溶液 0.1 mL/10 g（即 40 mg/kg）；丙组：供试药溶液 0.1 mL/10 g。

（4）给药后分别在 5 min、15 min、30 min、60 min 各测痛觉反应 1 次，记录时间。如小鼠在 60 s 内无舔后足者，均按 60 s 计算，取出实验小鼠，不再继续刺激。

5. 结果与处理

罗通定和供试药镇痛作用比较见表 6 − 7。

表 6 − 7　罗通定和供试药镇痛作用比较

组别	体重/g	药物及剂量/ (mg·kg^{-1})	痛阈值/s						
			给药前			给药后/min			
			第 1 次	第 2 次	平均值	5	15	30	60
甲组									
乙组									
丙组									

$$痛阈提高百分率（\%）= \frac{用药后痛觉反应时间 - 用药前痛觉反应时间}{用药前痛觉反应时间} \times 100\%$$

$$(6 - 2)$$

根据给药后不同时间点的痛阈提高百分率作图：横坐标表示时间，纵坐标表示痛阈提高百分率。其中用药前痛觉反应时间为：合格鼠 2 次正常痛觉反应时间的均数。如用药后痛觉反应时间减去用药前痛觉反应时间为负值，则以 0 计算。

6. 注意事项

（1）室温以 15 ~ 20 ℃ 为宜。

（2）热板仪温度必须保持在（55 ± 0.5）℃。

（3）实验应选择雌性小鼠，因雄性小鼠在预热时睾丸下降，阴囊触及热板，反应过敏，易导致跳跃，影响实验准确性。

（4）应选择痛阈值在 10 ~ 30 s 的实验动物，凡特别喜跳跃的小鼠应淘汰。

（5）此法对作用强度较弱的镇痛药不敏感。

7. 思考题

（1）简述罗通定镇痛作用机制及临床应用。

（2）简述热板法评价药物的镇痛作用的优点与不足。

（3）利用热板法和扭体法评价药物的镇痛作用有何异同？

实验八　药物对抗中枢兴奋药惊厥的作用

1. 目的

（1）了解二甲弗林构建惊厥模型的方式和原理。

（2）观察苯巴比妥和地西泮的抗惊厥作用。

2. 原理

二甲弗林是直接兴奋呼吸中枢的中枢兴奋药，剂量过大时可引起整个中枢广泛兴奋，诱发惊厥，药物对二甲弗林所致惊厥反应的保护作用实验可用来初筛抗惊厥药和抗癫痫药。本实验观察抗惊厥药对二甲弗林所致惊厥反应的保护作用。

3. 实验材料

（1）动物。准备小鼠 6 只，体重 18 ～ 22 g，性别不限。

（2）药品。准备 0.07% 二甲弗林溶液、0.5% 苯巴比妥钠溶液、0.1% 地西泮溶液、生理盐水。

（3）器材。准备电子秤、注射器。

4. 方法与步骤

取小鼠 6 只，随机分为 3 组，标记、称重。分别给予下列药物，观察各鼠反应及结果（痉挛、跌倒、强直或死亡）。

（1）生理盐水组。先以生理盐水 0.1 mL/10 g 进行腹腔注射，30 min 后以 0.07% 二甲弗林 0.1 mL/10 g 行皮下注射，观察小鼠反应。

（2）苯巴比妥钠预处理组。先以 0.5% 苯巴比妥钠 0.1 mL/10 g 腹腔注射，30 min 后以 0.07% 二甲弗林溶液（0.1 mL/10 g）皮下注射，观察小鼠情况，并与生理盐水组小鼠对比有何不同。

（3）地西泮治疗组。以 0.07% 二甲弗林（0.1 mL/10 g）皮下注射，待惊厥发作时，立即用 0.1% 地西泮（0.1 mL/10 g）腹腔注射，观察能否抑制惊厥。

5. 结果与处理

收集全实验室数据填入表 6 - 8，如果发现实验动物数据相差较大，须谨慎对待。在实际研究中，建议增加样本量。

表6－8　药物抗二甲弗林致惊厥作用

动物分组	动物编号	注射二甲弗林后反应情况			
		痉挛	跌倒	强直	死亡
生理盐水组	1				
	2				
苯巴比妥钠组	3				
	4				
地西泮组	5				
	6				

6．注意事项

条件许可，最好以戊四氮代替二甲弗林，戊四氮的惊厥反应典型，所用剂量为 1.2 mg/10 g，皮下注射。采用戊四氮惊厥法，在小鼠皮下注射 85 mg/kg（最大也有用 150 mg/kg，此剂量已是 LD_{98}），腹腔注射为 100 mg/kg（最大 175 mg/kg）。实验时，不同种系小鼠有不同反应，故药物活性比较时，应选用同一品种。抗惊厥药物须预先准备好，以备抢救。

【方法评价】

（1）化学物质引起惊厥法，常选用小鼠，也可采用大鼠、猫或家兔做特殊观察。本法操作简单，不需要特殊仪器设备，这种方法可以在一定程度上进行作用原理分析。

（2）士的宁、苦味毒、氨硫脲等构建的惊厥模型，可用于抗惊厥药物的筛选。

（3）铝制剂、铁制剂、青霉素等注射动物脑内局部致慢性惊厥的模型，可用于抗惊厥药物筛选。

7．思考题

（1）试从以上结果讨论地西泮、苯巴比妥钠、二甲弗林的作用及临床应用。

（2）参考【方法评价】，惊厥动物模型的构建有多种方法，简述不同惊厥模型构建时所用各药物的作用原理。

第七章　心血管系统药物实验

随着心血管疾病发病率的逐年上升，心血管系统药物的研究成为药理学最活跃的一个领域。人们广泛利用相应的疾病动物模型进行药物研究。动物心律失常模型很多，概括起来有药物（如乌头碱、氯化钡、氯仿、肾上腺素等）性、电刺激性、结扎冠状动脉及冠状动脉缺血再灌注性心律失常。心力衰竭（心衰）动物模型建立的主要途径有加重压力负荷、加重容量负荷、损害心肌和离体途径。此外，部分动物可诱发自发性心衰。

通常采用药物注射法和电刺激法使动物冠状动脉发生痉挛性收缩，可在动物身上造成人工急性心肌缺血。药物模型简便有效，不同剂量可造成不同程度的障碍，即从短时冠状动脉痉挛至明显的心肌梗死。剂量不大时，可迅速恢复，因此可反复在同一动物身上进行多次实验。电刺激模型在引起心电图变化方面与人的心绞痛发作更为接近，常用于评价药物对实验性心肌缺血的改善作用。

本章收录了抗心绞痛、防治心衰、抗心律失常等药物研究的经典方法。

实验一　普萘洛尔对小鼠常压耐缺氧能力的影响

1．目的
观察普萘洛尔对小鼠常压耐缺氧能力的影响，掌握抗心绞痛药物的初筛方法。

2．原理
本实验是研究抗心肌缺血药物的常用方法之一。

机体对缺氧的耐受力取决于机体的代谢耗氧率和代偿能力。普萘洛尔阻断 β 肾上腺素受体使心脏活动减弱，物质代谢减慢，使组织器官的耗氧量减少，因而可提高机体对缺氧的耐受力，延长机体组织在缺氧环境中的存活时间。异丙肾上腺素是 β 肾上腺素受体激动剂，其作用与普萘洛尔相反。

3．实验材料
（1）动物。准备小鼠 3 只，体重 18 ~ 22 g，性别不限。

（2）药品。准备 0.1% 盐酸普萘洛尔溶液、0.1% 盐酸异丙肾上腺素溶液、生理盐水、碱石灰、凡士林。

（3）器材。准备可以密闭的 500 mL 广口瓶、秒表、注射器。

4．方法与步骤
（1）取性别相同、体重差别不超过 1 g 的小鼠 3 只，分别称重、编号。

（2）给予 1 号、2 号小鼠皮下注射 0.1% 盐酸异丙肾上腺素溶液，3 号小鼠皮下注射生理盐水。15 min 后给予 1 号小鼠腹腔注射 0.1% 盐酸普萘洛尔溶液，2 号、3 号小鼠腹腔注射生理盐水。

（3）再隔 3 min，将 3 只小鼠一同放入容量 500 mL、底部置有新鲜碱石灰约 30 g 的广口瓶中，加盖密闭。

（4）密切注意瓶内小鼠的反应，以秒表记录各鼠从进入瓶中到呼吸停止的时间，比较 3 只小鼠的存活时间。

5．结果与处理

将记录的数据填入表 7 – 1。

表 7 – 1　普萘洛尔提高心肌耐缺氧能力的作用

鼠编号	给药及剂量	本小组小鼠存活时间	全实验室小鼠平均存活时间
1			
2			
3			

6．注意事项

（1）所用广口瓶须能密闭不漏气并配有磨口塞，瓶塞涂抹凡士林后应盖紧，以便密封。各组所用广口瓶须容量一致。

（2）碱石灰因吸水与二氧化碳作用而变色后，应即更换。

（3）本法简便易行，已知抗心肌缺血药多能获阳性结果，可用作抗心肌缺血药的初筛方法。但中枢抑制药可造成假阳性结果。

7．思考题

（1）结合本次实验结果，讨论普萘洛尔与异丙肾上腺素对心肌耐缺氧力的影响及其机制。

（2）试讨论本筛选方法的设计原理与优缺点。

实验二　药物对垂体后叶素所致急性心肌缺血心电图变化的影响

1．目的

观察抗心肌缺血药对垂体后叶素所致心肌缺血心电图变化的影响。

2．原理

垂体后叶素分泌增多可导致急性心肌缺血。大剂量静脉注射垂体后叶素，动物可因冠状动脉痉挛而致心肌缺血，出现异常心电图改变，主要表现在 ST 段与 T 波的异常及心律失常。

3．实验材料

（1）动物。准备大鼠 2 只。

（2）药品。准备 25% 乌拉坦、垂体后叶素、硝酸甘油、生理盐水。

（3）器材。准备 BL-420S 生物机能实验系统（或心电图机）。

4．方法与步骤

（1）麻醉及仪器连接。取大鼠 2 只，标记为甲、乙两鼠。称重后，用 20% 乌拉坦（0.6 mL/100 g）行腹腔注射麻醉，大鼠取仰位，被固定于手术台上。连接针型电极分别插入肢体皮下（红色左下肢，白色右上肢，黑色右下肢），记录 II 导联心电图。

（2）记录及给药。首先描记甲、乙两鼠的正常心电图。然后，在甲鼠舌下行静脉注射垂体后叶素 1～2 U/kg（10 s 内注射完），并立即描记注射后 15 s、30 s、1 min、2 min、4 min、10 min、15 min、20 min 的心电图；在乙鼠行腹腔注射硝酸甘油，10 mg/kg，5 min 后再经舌下静脉注射垂体后叶素，此后的心电图描记同甲鼠。

5．结果与处理

测量、比较同一只大鼠注射垂体后叶素后各时间点的心率、ST 段、T 波的变化（与给药前相比），计算出变化率，从心电图判断有无心律失常；比较甲、乙两鼠注射垂体后叶素后心率、S-T 段、T 波的变化率的差异，以及心律失常的发生情况。按表 7-2 记录实验结果。

表 7-2　硝酸甘油对垂体后叶素所致大鼠心肌缺血的保护作用

组别	R-R 间期/ms		J 点/mV		T 波/mV		心率/（次·分⁻¹）		心律失常类型	
	给药前	给药后	给药前	给药后	给药前	给药后	给药前	给药后	给药前	给药后
生理盐水										
硝酸甘油										

6．注意事项

（1）垂体后叶素稀释度和注射速度要固定一致。

（2）垂体后叶素引起的心电图变化可分为两期。

第一期：注射后 5～20 s，T 波显著高耸，S-T 段抬高，甚至出现单向曲线。

第二期：注射后 30 s 至数分钟，T 波降低、平坦、双相或倒置；J 点无明显改变。有时心律不齐，心率减慢，R-R 间期及 R-T 间期延长，持续数分钟或十几分钟。

7．思考题

（1）请简述用垂体后叶素复制动物心肌缺血病理模型的原理及优点。

（2）请阐述硝酸甘油抗心肌缺血的作用机制。

实验三　异丙肾上腺素和普萘洛尔对离体蛙心的作用

1．目的

学习离体蛙心灌流方法，了解离体器官的研究方法，考察异丙肾上腺素和普萘洛尔对心脏的作用的差异。

2．原理

异丙肾上腺素、普萘洛尔分别为 β 受体激动剂和 β 受体阻断剂，可直接作用于心肌细胞 $β_1$ 受体，产生兴奋或抑制心脏的作用。

3．实验材料

（1）动物。准备蛙或蟾蜍 1 只，性别不限。

（2）药品。准备林格溶液（新鲜配制）、0.01% 异丙肾上腺素溶液、0.01% 普萘洛尔溶液。

（3）器材。准备 BL-420 生物机能实验系统、张力换能器、毁髓针、蛙板、蛙钉、蛙心套管、蛙心夹、滴管、组织剪、眼科手术剪、手术镊、小烧杯、棉线。

4．方法与步骤

（1）制备离体蛙心，方法见第二章第七节"二、3."项。

（2）蛙心夹夹住少许心尖部位的心肌，将蛙心夹上的系线经滑轮与张力换能器连接，调节 BL-420 生物机能实验系统描记正常心跳曲线，观察心脏的收缩幅度、频率、节律。

（3）加入 0.01% 异丙肾上腺素溶液 2 滴，观察并记录心脏的活动变化。

（4）待心跳曲线的幅度加大时，逐滴加入 0.01% 普萘洛尔溶液，观察并记录心脏的活动变化。

5．结果与处理

列表比较异丙肾上腺素和普萘洛尔对心脏的收缩幅度、频率的作用，并分析作用机制。

6．注意事项

（1）认真识别两栖类动物的心脏结构，蛙心正常起搏点是静脉窦（哺乳动物的是窦房结），切勿损伤。

（2）保持离体心脏外部湿润，但是不要让灌流液滴到张力换能器上。

（3）套管内林格溶液的液面高度应保持恒定。

7．思考题

（1）试述异丙肾上腺素和普萘洛尔对心脏作用的机制。

（2）通过本次实验结果，分析异丙肾上腺素和普萘洛尔影响心脏的效应是相互协同还是拮抗？为什么？

实验四　利多卡因对氯化钡/哇巴因诱发大鼠心律失常的治疗作用

1. 目的

观察利多卡因和待测药物对氯化钡/哇巴因诱发心律失常的治疗作用。

2. 原理

氯化钡能增加浦肯野纤维对 Na^+ 的通透性，促进细胞外 Na^+ 的内流，提高其舒张期自动除极化的速率，从而诱发室性心律失常，可表现为室性期前收缩、二联律、室性心动过速、心室纤颤等。

哇巴因诱发心律失常的机制可能主要是抑制心肌细胞膜上的 Na^+-K^+-ATP 酶。首先使心肌细胞内缺钾、高钠，然后促进钠钙交换进而诱发细胞内高钙，导致心肌细胞的静息电位和最大舒张电位减少（负值变小），而引起心室肌自律性增高以及后除极和触发活动增多，最终导致各种心律失常。

利多卡因属于 IB 类抗心律失常药，是防治急性快速室性心律失常的常用药。

3. 实验材料

（1）动物。准备大鼠 3 只，性别不限。

（2）药品。准备 10% 水合氯醛溶液、0.4% 氯化钡溶液、0.01% 哇巴因溶液、1% 盐酸利多卡因溶液、待测药物。

（3）器材。准备 MedLab-U 生物信号采集处理系统、手术台、注射器（1 mL、2 mL、5 mL）、微量注射泵和手术器械。

4. 方法与步骤

（1）称重与麻醉。取大鼠随机分成甲、乙、丙三组，称重后，腹腔注射 10% 水合氯醛溶液（0.4 mL/100 g）麻醉，将大鼠仰位固定手术台上。

（2）实验参数设置。打开计算机，启动 MedLab-U 生物信号采集处理系统，按表 7 - 3 进行本实验的计算机参数设置。

表 7 - 3　MedLab-U 生物信号采集处理系统配置参数

采样	参数
显示方式	记录仪
采样间隔	1 ms
采样通道	3（AC）
处理名称	心电
放大倍数	1 000
滤波	全通 100 Hz

续表 7 - 3

采样	参数
上限频率	100 Hz
下限频率	0.02 s

（3）记录Ⅱ导联正常心电图。将针形电极按黄（右上肢）－红（左下肢）－黑（右下肢）分别插入四肢皮下，记录一段动物正常的第Ⅱ导联心电图。

（4）建立微量恒速静脉注射通道。暴露舌下静脉，向心方向插入与微量注射泵相连的小头皮针，静脉夹固定。

（5）观察氯化钡/哇巴因诱发心律失常的作用。开启微量注射泵，以 2 mL/h 的速度恒速静脉注入 0.4% 氯化钡生理盐水溶液/0.01% 哇巴因生理盐水溶液，同时连续记录心电图曲线。

（6）观察利多卡因逆转氯化钡/哇巴因诱发心律失常的作用。当心电图出现明显心律失常时（以出现室性早搏为抢救指征，若出现室性心动过速抢救比较难），停止注射氯化钡/哇巴因。立即用微量注射泵以 20 mL/h 的速度恒速分组给药：给予甲组生理盐水，给予乙组利多卡因，给予丙组待测药物。观察并记录心电图变化，直至心电图恢复正常。

5. 结果与处理

按表 7 -4 记录实验结果。

表 7 -4　利多卡因对氯化钡诱发大鼠心律失常的拮抗作用

组别	造模药及药量/mL	抢救药及药量/mL	抢救所需时间/s	心电图变化
甲组				
乙组				
丙组				

记录并比较各组抢救所需的时间及药量。编辑并打印各组正常心电图、氯化钡/哇巴因诱发的心律失常，以及药物抢救后的各段典型心电图波形，根据心电图记录、总结并讨论实验结果。

6. 注意事项

（1）氯化钡/哇巴因诱发的心律失常，以频发室性早搏和室性心动过速为多见。

（2）针形电极一定要插在皮下，如果插入肌肉则记录的心电图干扰较大；同时注意描记心电图时避免手或金属器械接触针形电极。

（3）利多卡因治疗氯化钡/哇巴因所产生的心律失常奏效很快，注意观察心电图变化，以免过量引起中毒。

7．思考题

（1）利多卡因对何种心律失常效果好？为什么？

（2）还有哪些药物有抗心律失常作用？

（3）待测药物是否有抗心律失常的作用？为什么？

第八章　作用于内脏系统药物的实验

内脏系统中的各系统脏器均具其生理病理特点，相应的药理学实验方法也各不相同。本章将介绍部分有关泌尿、呼吸、血液、消化系统的药物实验，训练相关疾病动物模型的构建以及对应的药效评价方法。

作用于泌尿系统的药物主要是利尿药。可通过观察药物对尿量的影响来评价利尿药药效。

呼吸系统药物包括镇咳、平喘和祛痰药。常采用动物咳嗽模型来评价镇咳药的药效。引发咳嗽的方法有化学物质刺激法、机械刺激法和电刺激法等。

血液系统药物包括抗贫血药、抗凝血药、促凝血药、抗血小板药、纤维蛋白溶解药等。可通过观察药物对凝血时间的影响来评价抗凝血药和凝血药的药效，实验方法有毛细玻管法和玻片法。可通过制造大鼠动静脉旁路血栓形成模型，测定血栓湿重及干重，以观察抗血栓药（包括抗凝药、抗血小板药、溶栓药）对血栓形成的影响。

消化系统药物包括抗消化道溃疡药、止吐药、泻药、止泻药和利胆药等。抗消化道溃疡药物的药效可通过制备动物消化道溃疡模型，观察药物对胃酸分泌及溃疡形成的影响来评价。实验性消化道溃疡制备方法有外科手术法（如结扎幽门法等）、药物法（如磷酸组胺、利血平、阿司匹林等）、应激法（如束缚应激法和束缚水浸应激法等）及消化道黏膜人工损伤法（如热灼法、冰醋酸法等）。在药物对胆汁排泄的影响的实验中，由于大鼠无胆囊，便于实验员从总胆管定量收集胆汁，常用于观察药物对胆汁排泄的影响。

实验一　利尿药和脱水药实验（家兔）

1. 目的
（1）观察呋塞米、甘露醇对家兔泌尿系统的影响。
（2）掌握利尿实验操作方法。

2. 原理
呋塞米（速尿）是高效能利尿药，可抑制肾小管髓袢升支粗段 Na^+-K^+-$2Cl^-$ 同向转运体，增高肾小管中 NaCl 的浓度，降低肾脏对尿液的稀释功能；同时降低髓质间液渗透压，使肾脏浓缩尿液功能降低，结果排出大量近似等渗的尿液。甘露醇快速静脉注射可致血浆渗透压升高，使组织脱水、血液容量增加、肾血流量增加，加上甘露醇进入肾小管后，不被肾小管重吸收，从而提高肾小管内的晶体渗透压，使水重吸收减少，产生渗透性利尿作用。

3．实验材料

（1）动物。准备雄性家兔 2 只，体重 2～3 kg。

（2）药品。准备 10 g/L 呋塞米溶液（0.5 mL/kg）、200 g/L 甘露醇溶液（5 mL/kg）、生理盐水（4 mL/kg）。

（3）器材。准备兔手术台、手术器械 1 套、兔灌胃器、导尿管（10 号）或塑料导管（直径 0.2 cm）、注射器（5 mL、20 mL）、烧杯（150 mL）、量筒（50 mL）。

4．方法与步骤

（1）取家兔 2 只，称重，标记为甲、乙，然后将家兔仰卧位固定于兔手术台上。

（2）家兔耳缘静脉注射生理盐水（4 mL/kg）。用消毒过的 10 号导尿管蘸少许液体石蜡，从尿道插入膀胱 7～9 cm，见有尿液滴出即可。将导尿管用胶布固定于兔体上，轻压腹部使膀胱内尿液排尽。

（3）分别收集 2 只家兔用药前 30 min 的尿量，然后甲兔耳缘静脉注射呋塞米 5 mg/kg（0.5 mL/kg）；乙兔耳缘静脉注射甘露醇 1 g/kg（5 mL/kg），并分别收集给药后 30 min、60 min 时的尿量。

5．注意事项

（1）家兔在实验前应用青饲料喂养，并供应充足清水，否则尿量会偏少。

（2）在插入导尿管前，应先做好标记，以便掌握导尿管插入的长度。

6．结果与处理

将实验数据填入表 8-1。

表 8-1　药物对兔排尿量的影响

兔号	兔重/g	药物	用量/mL	给药前尿量/mL	给药后尿量/mL	
				30 min	30 min	60 min
甲		呋塞米				
乙		甘露醇				

7．思考题

（1）什么是利尿药和脱水药？在本实验中能否判别出两者的区别？如果不能，则还应当补充哪些实验？

（2）简述呋塞米和甘露醇的利尿作用机制、用途及不良反应。

实验二　可待因对小鼠氨水引咳的镇咳作用

1．目的

（1）掌握用浓氨水引咳的方法。

（2）观察可待因的镇咳作用。

2．原理

氨水为具有刺激性的化学物质，能刺激呼吸道上皮黏膜的感受器，做成咳嗽动物模型，用以观察药物的镇咳作用。可待因能抑制延髓咳嗽中枢，阻断咳嗽的反射弧，产生强大的镇咳作用。

3．实验材料

（1）动物。准备小鼠8只，体重18～22 g，雄雌各半。

（2）药品。准备0.3%磷酸可待因、生理盐水、浓氨水。

（3）器材。准备鼠笼、天平、注射器（1 mL）、棉球、500 mL 烧杯、秒表。

4．方法与步骤

（1）每组取4只小鼠，称重，标记，随机分为2组。

（2）给药：实验组腹腔注射0.3%磷酸可待因（给药剂量为0.2 mL/10 g），对照组腹腔注射生理盐水（0.2 mL/10 g），每只小鼠给药间隔4 min 左右。（注意：磷酸可待因为混悬液，应混匀后再腹腔注射，以保证给药均匀。）

（3）给药30 min 后将小鼠扣入500 mL 烧杯中，再把注入0.2 mL 浓氨水的棉球迅速放入烧杯中，记录小鼠的咳嗽潜伏期和5 min 内的咳嗽次数。

5．注意事项

（1）四个棉球的大小、松紧程度要适中，尽量一样。

（2）潜伏期就是将棉球放入后到第一次咳嗽的时间。

（3）小鼠咳嗽声音很难听到，因此要注意观察，表现为剧烈的腹肌收缩并张嘴。

6．结果与处理

将实验数据填入表8－2。

表8－2　可待因对氨水所致小鼠咳嗽的影响

药物	动物数/只	咳嗽潜伏期/s	咳嗽次数（5 min 内）
磷酸可待因			
生理盐水			

7．思考题

（1）说明可待因的镇咳作用机制、应用及不良反应。

（2）列举其他具有镇咳作用的药物，并简述它们与可待因的区别。

实验三　药物对凝血时间的影响

1．目的

（1）观察肝素、酚磺乙胺（止血敏）延长或缩短凝血时间的作用。

（2）掌握测定凝血时间的方法。

（3）掌握小鼠眼眶取血操作。

2．原理

止血敏能增强血小板的黏附、聚集，促进血小板释放凝血物质，从而缩短凝血时间。肝素可以提高抗凝血酶Ⅲ的活性，灭活多种凝血因子和阻碍纤维蛋白原转变为纤维蛋白，所以能延长凝血时间。

实验方法有玻片法和毛细玻管法，本实验采用玻片法。

3．实验材料

（1）动物。准备小鼠6只，体重18～22 g，性别不限。

（2）药品。准备25 g/L酚磺乙胺溶液、100 U/mL肝素溶液、生理盐水。

（3）器材。准备鼠笼、天平、注射器（1 mL）、针头（5号）、弯头眼科镊、玻片、秒表、棉球。

4．方法与步骤

（1）取小鼠6只，称重，标记。

（2）给予1号、2号小鼠腹腔注射酚磺乙胺溶液0.5 mg/10 g，给药剂量为0.2 mL/10 g；3号、4号小鼠腹腔注射肝素溶液20 U/10 g，给药剂量为0.2 mL/10 g；5号、6号小鼠腹腔注射生理盐水，给药剂量为0.2 mL/10 g。

（3）30 min后，用弯头眼科镊摘去小鼠一侧眼球，在清洁玻片上滴1滴血（血液的直径约5 mm），每隔30 s用干燥针头将血液挑动1次，有细丝出现即被视为凝血开始，记录时间。

5．结果与处理

将实验数据填入表8－3、表8－4。

表8－3　活射不同药物后小鼠的凝血时间

鼠号	鼠重/g	药物	用量/mL	凝血时间/min
1		酚磺乙胺		
2		酚磺乙胺		
3		肝素		
4		肝素		
5		生理盐水		
6		生理盐水		

表 8 - 4　药物对小鼠凝血时间的影响

药物	鼠号	各组凝血时间/min					平均凝血时间/min	对凝血时间的影响
		第1组	第2组	第3组	第4组	第5组		
酚磺乙胺	1							
	2							
肝素	3							
	4							
生理盐水	5							
	6							

6．注意事项

（1）本实验应在室温为 15 ～ 20 ℃的实验室进行，气温过低会延长凝血时间。

（2）注意挑动血液的针头不能混用，以免各种药物混杂影响实验结果。

7．思考题

（1）酚磺乙胺（止血敏）、肝素对凝血时间有什么影响？它们的作用机制和临床用途各是什么？

（2）查阅资料，简述毛细玻管法测定凝血时间的基本原理、操作步骤，并与玻片法做对比。

实验四　动静脉旁路血栓形成实验

1．目的

学习动静脉旁路血栓形成实验方法，掌握动静脉插管操作。

2．原理

利用大鼠体外颈总动脉－颈外静脉血流旁路法形成血小板血栓。以聚乙烯管连接动静脉，形成旁路血液循环，动脉血流中的血小板，当接触丝线的粗糙面时黏附于线上，血小板聚集物环绕线的表面形成血小板血栓，血小板的黏附聚集功能受到抑制时，形成血栓的质量就较轻。因此，从血栓质量可测知血小板的黏附聚集功能。

3．实验材料

（1）动物。准备雄性大鼠 1 只，体重 250 ～ 350 g。

（2）药品。准备 3% 戊巴比妥钠溶液、50 U/mL 的肝素生理盐水。

（3）器材。准备大鼠手术台和器械、动脉夹、聚乙烯管、4 号手术丝线。

4．方法与步骤

（1）取大鼠 1 只，称重。腹腔注射 3% 戊巴比妥钠溶液（30 ～ 40 mg/kg），仰卧位固定，分离气管，插入一塑料套管（气管分泌物多时可通过此套管吸出），并分离右颈总动脉和左颈外静脉，用动脉夹夹闭右颈总动脉。

（2）剪一根长 7 cm 的 4 号手术丝线，称重后放入三段式聚乙烯管中段，使接触血液的丝线长 6 cm，剩下的 1 cm 从靠近动脉端的接头处露出来，以 50 U/mL 的肝素生理盐水充满整个聚乙烯管。

（3）将静脉端插入左颈外静脉后，从静脉端准确注入 50 U/mL 的肝素生理盐水（1 mL/kg）抗凝，然后将动脉端插入右颈总动脉。

（4）打开动脉夹，计时，血液从右颈总动脉流至聚乙烯管内，返回左颈外静脉，15 min 后中断血流，迅速取出丝线称重。

5. 结果与处理

比较对照动物和给药动物的血栓湿重。

$$血栓湿重 = 总重量 - 丝线重量 \tag{8-1}$$

计算抑制率：

$$抑制率(\%) = \frac{对照组血栓重 - 给药组血栓重}{对照组血栓重} \times 100\% \tag{8-2}$$

6. 注意事项

（1）对照组和给药组动物体重要严格配对。

（2）聚乙烯管口径大小要求一致，三段式管中间接头处要求严密，以防漏血。

（3）各动物的麻醉深度尽可能一致。

（4）手术过程要求迅速，操作熟练，在 15 min 内完成。

（5）注意及时吸出器官分泌物，保持呼吸道畅通。

（6）丝线上血栓比较疏松，从管内取出时不能碰到管壁。

7. 思考题

（1）为什么对照组和给药组的动物体重要严格配对？为何麻醉条件要尽可能一致？

（2）试列举几种作用机制不同的抗血栓药物，并简述其药理作用。

实验五 药物对胃肠道蠕动的影响

1. 目的

从测定炭墨在胃肠道内的移动速度，观察药物对胃肠道蠕动功能的影响。

2. 原理

小肠平滑肌由很厚的环形肌层和很薄的纵行肌层组成，在肠内容物向肛端推进运动中，环形肌的收缩占主要作用。小肠任一点受到食物刺激，刺激点的上方发生收缩，下方舒张，使食团向大肠方向移动，从而形成肠蠕动。有些药物可以作用于肠道平滑肌，使肠蠕动增强或减弱，从而影响小肠的推进运动功能。

3. 实验材料

（1）动物。准备性别相同的小鼠 6 只，体重 20～24 g。

（2）药品。准备 0.1% 盐酸吗啡溶液、20 μg/mL 甲基硫酸新斯的明溶液、生理盐水、5%炭墨混悬液（含阿拉伯胶 10%）。

（3）器材。准备注射器、小鼠灌胃针、粗剪、眼科镊、短尺。

4．方法与步骤

（1）取禁食 12 h 的小鼠 6 只。其中，对 1 号和 2 号小鼠用盐酸吗啡 0.2 mg/10 g（0.1% 溶液，0.2 mL/10 g）进行灌胃给药，3 号和 4 号小鼠用甲基硫酸新斯的明 40 μg/100 g（20 μg/mL 溶液，0.2 mL/10 g）进行灌胃给药，5 号和 6 号小鼠用生理盐水 0.2 mL/10 g 进行灌胃给药。

（2）15 min 后对每只小鼠用含 5% 炭墨混悬液以 0.2 mL/10 g 进行灌胃给药。

（3）再过 15min，将各鼠处死，剖开腹腔，取出肠胃道。剪开附着在肠管上的肠系膜，将肠管拉成直线。以幽门为起点，测量炭墨在肠管内的移动距离和小肠（自幽门至回盲部）的全长，计算每只小鼠炭墨的移动距离占小肠全长的百分率，比较 3 组动物结果之不同。

5．结果与处理

将实验数据填入表 8 – 5。

表 8 – 5 药物对胃肠道蠕动的影响

组别	鼠号	体重/g	药物及剂量	炭墨移动距离/cm	小肠全长/cm	炭量移动率/%
吗啡组	1					
	2					
新斯的明组	3					
	4					
生理盐水组	5					
	6					

6．注意事项

（1）炭墨的灌胃量与将小鼠处死的时间必须准确，否则将造成结果误差。

（2）取出肠道后，先用水浸湿，再平铺桌上，以免管肠与台面粘着。剪取肠道时应避免牵拉，否则将影响长度测量的准确性。

7．思考题

（1）联系实验结果，讨论盐酸吗啡和甲基硫酸新斯的明对胃肠道的作用及其临床的意义。

（2）常见的胃肠动力药还有哪些？它们与本次实验所用药物的作用机制有何异同？

实验六　药物对大鼠实验性胃溃疡的防治作用

1．目的
（1）学习结扎大鼠幽门和注射组胺诱发胃溃疡的实验方法。
（2）观察药物对消化性胃溃疡的防治作用。

2．原理
结扎大鼠幽门，造成大量酸性胃液和消化酶贮存在胃内，引起胃壁的实质性损伤，出现溃疡。雷尼替丁为组胺 H_2 受体阻断剂，能抑制基础胃酸分泌及刺激后的胃酸分泌，还可抑制胃蛋白酶的分泌，从而防治消化道溃疡。氢氧化铝凝胶可中和胃酸。

3．实验材料
（1）动物。准备大鼠 6 只，体重 200 ～ 250 g，性别相同。
（2）药品。准备乙醚、2% 碘酊、75% 乙醇溶液、0.2% 磷酸组胺溶液、生理盐水、2.5% 雷尼替丁溶液、1% 氢氧化铝凝胶、1% 甲醛溶液。
（3）器材。准备大鼠手术台、镊子、手术剪、手术刀、棉线、纱布、注射器、注射针头、pH 试纸等。

4．方法与步骤
（1）取健康大鼠 6 只，禁食不禁水 48 h。
（2）将大鼠用乙醚浅麻醉后仰位固定于手术台上，剪去腹部被毛，用 2% 碘酊及 75% 乙醇溶液消毒皮肤，自剑突下切开腹壁约 1.5 cm，用钝头镊子将胃引出腹腔，避开肠系膜血管，在幽门和十二指肠的交界处用在 75% 乙醇溶液的浸泡过的粗棉线牢牢扎住（避开十二指肠动脉），致使胃液潴留并防止十二指肠液反流入胃。把胃放回原位，缝合腹壁，将大鼠放于铁丝鼠笼内，禁食，禁水。
（3）将手术后的大鼠随机分为 3 组，每组 2 只，分别灌服 1% 氢氧化铝凝胶 5 mL/只，皮下注射 2.5% 雷尼替丁溶液 5 mg/kg，灌服生理盐水 5 mg/kg。
（4）手术后 18 h，将各组大鼠处死，剪开腹壁，取出胃，从幽门处抽取少量胃液，用 pH 试纸检测胃液的酸度。将盛有 10 mL 生理盐水的注射器从幽门插入胃内，进行冲洗，再向胃内注入 1% 甲醛溶液 10 mL 固定组织。20 min 后沿胃大弯剪开胃壁，用自来水冲洗后，在放大镜下检查胃黏膜形态学变化，计算溃疡点的数目、溃疡面积及整个胃的总面积百分率。

5．结果与处理
将实验结果填入表 8 - 6，分析结果并完成实验报告。

表 8−6 药物对大鼠胃溃疡作用的实验结果

分组	胃液 pH	胃黏膜形态学改变	溃疡点数/n	溃疡面积占胃总面积百分率/%
生理盐水组				
氢氧化铝组				
雷尼替丁组				

6．注意事项

（1）实验前应严格禁食 48 h，绝对饥饿是造成溃疡的必要条件。

（2）结扎幽门时应避开血管，以免妨碍胃肠道的血液循环。

（3）用注射器或者自来水冲洗时，不应用力过猛或自来水压力过大，以防破坏已形成的溃疡面而影响结果的可靠性。

7．思考题

（1）幽门结扎法造成胃溃疡的因素有哪些？

（2）氢氧化铝、雷尼替丁对胃溃疡有何作用？其临床效果如何？

实验七 药物对大鼠的利胆作用

1．目的

（1）学习测定大鼠胆汁分泌量的实验方法。

（2）观察药物对胆汁分泌的影响。

2．原理

大鼠没有胆囊，因此，大鼠胆道插管是测定胆汁分泌的合适模型。去氢胆酸能使胆红素或其他胆汁成分的浓度变稀，胆汁水分大量增加，从而增加胆汁分泌的作用，发挥利胆作用。

3．实验材料

（1）动物。准备雄性大鼠 24 只，体重 300 ～ 500 g。

（2）药品。准备 25% 乌拉坦溶液、生理盐水、被试药物和 10% 去氢胆酸溶液。

（3）器材。准备镊子、剪刀、气管插管、细聚乙烯导管（直径 0.5 ～ 1.0 mm）等。

4．方法与步骤

（1）取健康雄性大鼠 24 只，实验前禁食不禁水 18 h。

（2）给予大鼠 25% 乌拉坦溶液，按 5 mL/kg 行腹腔注射麻醉，行气管插管，沿中线开腹，结扎幽门，在十二指肠降部肠系膜中找出输胆管，在其中段避开血管分离出约 1 cm 长的一段，向肝脏方向做 "V" 形切口，插入直径 0.5 ～1.0 mm 的毛细塑料管，导管上推至肝脏，用结扎固定以便引流胆汁。测量 30 min 内分泌的胆汁体积，作为给药前胆汁流量。

（3）将大鼠随机分为 3 组，分别经十二指肠给药——生理盐水 0.1 mL/100 g；被试药物0.1 mL/100 g；10% 去氢胆酸溶液100 mg/kg（0.1 mL/100 g）。每 30 min 测量 1 次胆汁的体积，连续 2 h，比较给药前和给药后胆汁分泌的差异。

5．结果与处理

将实验结果填入表 8 - 7，分析结果并完成实验报告。

表 8 - 7 药物对大鼠的利胆作用

分组	给药前胆汁体积/mL	给药后不同时间胆汁体积/mL			
		30 min	60 min	90 min	120 min
生理盐水组					
被试药物组					
去氢胆酸组					

6．注意事项

（1）由于体内雌激素水平会影响胆汁流量，故应选用雄性动物实验。

（2）胆管插管时，应防止胆汁流入腹腔刺激腔内脏器。大鼠为无胆囊动物，寻找输胆管时，可从十二指肠降部开始，在肠系膜中可找到一根韧性较大的管道，朝肝脏方向走行，在近肝脏处连接几支略呈膨大的胆管，即可确定为输胆管。

（3）大鼠胆总管直径仅 0.5 ～ 1.5 mm，且粗细不一，故应选择合适的插管；胆汁流量也有较大差异，故常用给药前和给药后自身比较的方法。

7．思考题

（1）本实验为何不采用戊巴比妥钠麻醉动物？

（2）哪些利胆药物可作为本实验的被试药物？

第九章　激素类药物及抗炎药物实验

激素类药物包括肾上腺皮质激素类药物、胰岛素及口服降血糖类药物、甲状腺激素和抗甲状腺药、性激素及避孕药物等。抗炎药物主要包括甾体抗炎药和非甾体抗炎药物。

在研究激素类药物及抗炎药物的药理学实验方法中，采用经典的实验模型研究药物的药理作用是最常见的。本章内容主要介绍：通过建立炎症模型，观察抗炎物质对炎症早期和后期的抗炎作用；观察胰岛素及口服降糖药对血糖的影响作用。

实验一　抗炎药物对大鼠足跖肿胀的影响

1．目的

（1）熟悉致炎物质致大鼠后肢足跖炎症性肿胀模型的制作方法。

（2）掌握解热镇痛抗炎药物的抗炎机制。

2．原理

角叉菜胶或鲜蛋清等致炎物质被注入大鼠后肢足跖后，引起局部炎症，造成局部血管扩张、通透性增强、组织水肿等反应，最后致足跖体积变大。解热镇痛抗炎药吲哚美辛通过抑制花生四烯酸代谢过程中的环氧合酶，减少致炎物质的释放从而缓解或避免致炎物质的致炎作用。

3．实验材料

（1）动物。准备大鼠4只，大小体重相似，同一性别。

（2）药品。准备1%角叉菜胶溶液或10%鲜蛋清、1%吲哚美辛混悬液、生理盐水。

（3）器材。准备大鼠固定器、注射器、足趾容积测量仪、记号笔、大鼠灌胃器。

4．方法与步骤

（1）每组取大鼠4只，称重，做好标记。两只大鼠灌胃生理盐水 1 mL/100 g，另两只灌胃1%吲哚美辛（10 mg/100 g）混悬液 1 mL/100 g。

（2）在鼠足某处用记号笔画线作为测量标线，将鼠足缓缓放入测量筒内，当水平面与鼠足上的测量标线重叠时，踏动脚踏开关，记录足趾容积。

（3）在鼠灌胃药物15 min后，从右后足掌心向踝关节方向皮下注射1%角叉菜胶溶液0.1 mL（或10%鲜蛋清0.15 mL）。

（4）在注射致炎物后的30 min、60 min、120 min和180 min分别测量足趾容积。

（5）致炎后的足趾容积减去致炎前足趾容积即为足跖肿胀度。

5．结果与处理

将测量所得数据填入表9-1内并加以比较，得出结论。

表9-1　吲哚美辛对大鼠足跖肿胀的影响

鼠号	体重/g	药量/mL	正常右后足跖容积	致炎后足跖肿胀度/mm			
				30 min	60 min	120 min	180 min
1							
2							
3							
4							

6．注意事项

（1）1%角叉菜胶溶液需在临用前一天配制，4 ℃冰箱保存。

（2）体重120～150 g的大鼠对致炎剂最敏感，肿胀度高，差异性小。

（3）测量时，应固定一人完成所有测量任务。

（4）注射致炎剂时注意药液勿外漏。

7．思考题

（1）实验性炎症模型有哪些？

（2）简述炎症的病理过程。

（3）按作用机理，抗炎药物分为哪几类？

（4）吲哚美辛抗炎作用的机制是什么？

实验二　糖皮质激素对化学刺激性结膜炎的防治作用

1．目的

观察醋酸氢化泼尼松（醋酸泼尼松龙）滴眼剂的抗炎作用。

2．原理

化学刺激（如桉叶油）可使家兔的眼结膜产生炎症。醋酸氢化泼尼松能对抗各种原因引起的炎症，减轻炎症早期的症状，延缓肉芽组织的生成，减轻炎症晚期的后遗症。其抗炎作用机制是：药物与靶细胞质内的糖皮质激素受体结合后，影响了参与炎症的某些基因转录，产生强大的抗炎作用。

3．实验材料

（1）动物。准备家兔1只，性别不限。

（2）药品。准备25%的桉叶油（由桉叶油1份和食用植物油3份配制而成）、1%醋酸氢化泼尼松滴眼液、生理盐水。

（3）器材。准备兔固定箱、滴管。

4. 方法与步骤

（1）取家兔 1 只，检查两眼睑结膜的正常情况。

（2）在家兔的左眼结膜囊内滴入 1% 醋酸氢化泼尼松滴眼液 3 滴，右眼结膜囊内滴入生理盐水 3 滴，10 min 后左右眼再分别滴 1 次。又隔 10 min，在家兔的左、右眼囊内都滴入 25% 桉叶油 1 滴。

（3）此后，每隔 10 min 检查两眼结膜的情况 1 次，比较炎症反应（结膜充血与水肿）出现的快慢与严重程度。

（4）在观察到明显的区别后，结束实验，并在家兔的两眼内均滴入醋酸氢化泼尼松滴眼剂，以保护之。

5. 结果与处理

将实验结果填入表 9-2。

表 9-2　醋酸氢化泼尼松滴眼液对桉叶油引起的家兔结膜炎的作用

结膜	药物	炎症反应程度	炎症出现时间/min
左眼结膜 （滴入醋酸氢化泼尼松）			
右眼结膜 （滴入生理盐水）			

6. 注意事项

（1）滴入眼结膜囊内的药量要准确。

（2）注意按压鼻泪孔下方，避免药液流失。

7. 思考题

（1）糖皮质激素的药理作用有哪些？

（2）在临床治疗结膜炎时应用糖皮质激素的治疗效果佳，应如何挑选药物？使用过程中应注意哪些问题？

实验三　糖皮质激素对毛细血管通透性的影响

1. 目的

观察药物的抗炎性渗出作用。

2. 原理

醋酸作为化学致炎的刺激物质，腹腔注射后，可致动物腹腔毛细血管通透性增加。本实验通过测定静脉注射染料（如伊文思蓝）在腹腔内的渗出量，观察药物对毛细血管通透性的影响。

3．实验材料

（1）动物。准备小鼠 10 只，性别不限。

（2）药品。准备 0.5% 伊文思蓝溶液、0.6% 冰醋酸溶液、0.5% 氢化可的松溶液，生理盐水。

（3）器材。准备 721 分光光度计、离心机、注射器。

4．方法与步骤

（1）取小鼠 10 只，称重后，随机分为 2 组，分别于皮下注射 0.5% 氢化可的松溶液 0.1 mL/10 g 和等量生理盐水。

（2）30 min 后，给予两组小鼠尾静脉注射 0.5% 伊文思蓝溶液（0.1 mL/10 g）。随即腹腔注射 0.6% 冰醋酸溶液（每只 0.2 mL）。

（3）20 min 后，脱颈椎处死小鼠，腹腔开一小口，用 6 mL 生理盐水分数次洗涤腹腔，吸出洗涤液，加入生理盐水至 10 mL，3000 r/min，离心 10 min。

（4）取上清液，用 721 分光光度计于 590 nm 波长处比色，在标准曲线上查出每只小鼠腹腔内渗出的伊文思蓝的微克数。

（5）以对照组小鼠腹腔渗出的染料微克数为 100%，按下列公式计算给药组小鼠腹腔抑制染料渗出的百分率。

$$渗出抑制百分率(\%) = \frac{对照组伊文思蓝渗出量 - 受试药物组伊文思蓝渗出量}{对照组伊文思蓝渗出量} \times 100\%$$

$$(9-1)$$

5．结果与处理

将结果记录入表 9-3。

表 9-3　糖皮质激素对毛细血管通透性的影响

组　别	动物数/n	伊文思蓝用量/mg	伊文思蓝渗出量/mg	渗出抑制百分率/%
受试药物组				
生理盐水组				

6．注意事项

（1）剪开腹腔时注意勿损伤腹腔血管，以免因出血而影响比色结果。

（2）如有出血及洗液混浊者，光密度将明显增加，应离心沉淀后再比色。

（3）本实验是定量实验，尾静脉注射伊文思蓝量要准确，腹腔洗涤液要全部吸出。

7．思考题

（1）糖皮质激素对炎症过程中的血管反应有什么影响？

（2）引起毛细血管通透性增加的因素有哪些？有什么危害？还有什么方法可以降低毛细血管通透性？

实验四　吲哚美辛对小鼠巴豆油耳肿胀的影响

1．目的

掌握炎症模型的建立和抗炎药物实验基本方法。

2．原理

由于吲哚美辛对花生四烯酸代谢过程中的环氧合酶具有强大的抑制作用，显著抑制前列腺素的合成，对多种因素引起的非特异性炎症均有良好的治疗作用。

3．实验材料

（1）动物。准备小鼠 4 只，体重 18～22g，雌雄不限。

（2）药品。准备 0.1% 吲哚美辛溶液、1% 羧甲基纤维素钠（sodium carboxymethyl cellulose，CMC-Na）混悬液、2% 巴豆油合剂（配方 I，由 2% 巴豆油、20% 乙醇溶液、73% 乙醚溶液和 5% 蒸馏水混合而成；配方 II，由 1% 巴豆油、10% 无水乙醇、69% 乙醚和 20% 吡啶混合而成）。

（3）器材。准备 8 mm 打孔器、分析天平、小鼠灌胃针、微量进样器。

4．方法与步骤

（1）取小鼠 4 只，称重。随机分成甲、乙 2 组，每组 2 只。甲组灌胃给予 0.1% 吲哚美辛溶液 0.1 mL/10 g（10 mg/kg），乙组灌胃给予 0.1 mL/10 g 羧甲基纤维素钠混悬液。

（2）30 min 后，两组小鼠右耳郭两侧用微量进样器均匀涂布 2% 巴豆油合剂 0.05 mL 致炎，左耳郭作为对照。

（3）致炎后 30 min，将小鼠处死，沿耳郭基线取下两耳，用打孔器于同一部位各取一耳片称重。致炎侧耳片质量减去对照侧耳片质量即为肿胀度。

5．结果与处理

将结果填入表 9－4。

表 9－4　吲哚美辛对小鼠巴豆油耳肿胀的影响

组别	鼠号	右耳重量/g	左耳重量/g	肿胀度
吲哚美辛组	1			
	2			
CMC-Na 组	3			
	4			

6．注意事项

（1）环境温度不得低于 15 ℃。如果用二甲苯致炎，环境温度应更高些。

（2）取材力求部位一致。

（3）打孔器应锋利。

7．方法评价

本方法不需要特殊设备，简便易行；对两大类抗炎药物均敏感，适用于抗炎药的筛选。

8．思考题

（1）抗炎药分哪几类？

（2）吲哚美辛的作用特点是什么？其临床应用范围有哪些？

实验五　胰岛素过量反应及其解救

1．目的

了解胰岛素过量时的生理反应，掌握其解救方法。

2．原理

胰岛素可降低血糖，但其过量时会引起血糖过低，发生不良反应。

3．实验材料

（1）动物。准备家兔2只，体重接近。

（2）药品。准备胰岛素、25％葡萄糖溶液。

（3）器材。准备注射器。

4．方法与步骤

（1）取禁食不禁水 12 ～ 24 h 家兔 2 只，称重。一只从耳缘静脉注射胰岛素 20 ～ 40 U/kg，另一只从耳缘静脉注射等量生理盐水。

（2）在室温下观察兔的行为有何改变。当出现站立不稳、倒下，甚至惊厥时（注射胰岛素后 1 h 左右），迅速从耳缘静脉注射25％葡萄糖溶液（1 mL/kg），观察该兔行为有何变化。

5．结果与处理

将实验结果填入表 9 – 5。

表 9 – 5　葡萄糖救治胰岛素致家兔低血糖反应的作用

家兔	兔重/kg	药物剂量/（U·kg^{-1}）	动物反应	
			救治前	救治后
胰岛素组				
生理盐水组				

6．注意事项

本实验在室温20 ℃左右进行。若低于此温度，出现低血糖反应时间会延长；若高于此温度，反应加速。

7．思考题

（1）胰岛素降低血糖的机理是什么？其临床用途和不良反应有哪些？

（2）预防胰岛素过量导致低血糖的措施有哪些？

实验六　胰岛素和格列本脲（优降糖）的降血糖作用

1．目的

观察胰岛素和格列本脲（优降糖）对正常家兔空腹血糖水平的影响，并比较胰岛素和优降糖降血糖作用的异同。

2．原理

胰岛素与其受体 α－亚基结合后，引起 β－亚基的自身磷酸化，进而激活 β－亚基的酪氨酸蛋白激酶，由此导致对其他细胞内活性蛋白的连续磷酸化反应，促进葡萄糖利用和分解，进而降低正常人群和糖尿病患者的血糖。格列本脲与胰岛 β 细胞膜上的磺酰脲受体结合后，引起 ATP 敏感的 K^+ 通道关闭，抑制细胞内 K^+ 外流，细胞膜去极化，进而引起电压依赖性 Ca^{2+} 通道开放，Ca^{2+} 内流，触发胰岛素的释放。

3．实验材料

（1）动物。准备家兔 2 只，性别相同。

（2）药品。准备 2 U/mL 胰岛素溶液、2% 格列本脲（优降糖）混悬液、草酸钾、10% 葡萄糖注射液。

（3）器材。准备注射器、灌胃器、小试管、血糖仪。

4．方法与步骤

（1）取禁食 24 h 的家兔 2 只，标号为 1 号、2 号，称重。分别自耳缘静脉取血约 1 mL 置于有少许草酸钾的试管中，摇匀，用于测定给药前的血糖值。

（2）给 1 号兔皮下注射胰岛素 2 U/kg（2 U/mL 溶液，1 mL/kg），给 2 号兔灌胃格列本脲（优降糖）90 mg/kg（2% 混悬液，4.5 mL/kg）。给药后每隔 1 h 采血 1 次，直至给药后 6 h，均以草酸钾抗凝，测定血糖值。

（3）实验结束后给每只家兔静脉注射 10% 葡萄糖液 6 mL/kg，以防止过度低血糖引起死亡。

5．结果与处理

将实验结果填入表 9 - 6。根据所得实验结果，绘制血糖变化曲线，纵坐标表示血糖含量（单位：mg%），横坐标表示时间（单位：h）。

表9－6　降糖药对小鼠血糖的影响

兔号	药物	剂量	给药途径	血糖含量/（mg%）						
				给药前	给药后/h					
					1	2	3	4	5	6
1号										
2号										

6．注意事项

（1）必须用禁食24 h的家兔进行实验，否则血糖不易降低。

（2）如限于时间，可将服用格列本脲（优降糖）的家兔提前3 h取空腹血及给药，实验课内与注射胰岛素的家兔同时进行血糖含量测定。观察到明显的血糖降低现象后结束实验。

7．思考题

（1）胰岛素和格列本脲（优降糖）的降血糖机制各是什么？根据实验结果说明两药的作用特点。

（2）请简述常用的降血糖药及其临床应用范围。

第十章　化学治疗实验

1908 年，Ehrlich 首先提出化学治疗这一概念，凡对体内、体外病原体或寄生物具有杀灭或抑制其生长繁殖的药物，皆属化学治疗这一范畴，但只有对病原体或其生物发挥作用，而对人体无显著毒性的药物，才能在临床上作为全身性化学治疗药而被使用。

理想的化疗药物应具有对病原体的高选择性毒性、对宿主无害或少害、可以提高机体免疫力的特点。本章将主要围绕化疗药物的毒性及热原相关实验，介绍相关动物模型的构建和对应的实验方法。

实验一　青霉素 G 钾盐和钠盐快速静脉注射的毒性比较

1．目的

（1）比较青霉素 G 钾盐和青霉素 G 钠盐快速静脉注射后产生的毒性。

（2）学习小鼠尾静脉注射给药的方法。

2．原理

青霉素 G 钾盐快速静脉注射，会导致血液中钾离子浓度迅速升高，从而影响心脏静息电位，心肌细胞不能产生导致收缩的兴奋冲动而停止跳动，最终导致小鼠很快死亡。

3．实验材料

（1）动物。准备小鼠 4 只，体重 18g ～ 22 g，性别不限。

（2）药品。准备青霉素 G 钾盐注射液（10 万单位/毫升）、青霉素 G 钠盐注射液（10 万单位/毫升）、75% 乙醇溶液。

（3）器材。准备鼠笼、天平、注射器（1 mL）、针头（5 号）、小鼠固定器、棉签。

4．方法与步骤

（1）取小鼠 4 只，称重，标记，用小鼠固定器固定。

（2）用酒精棉签擦鼠尾，使静脉充分扩张。给予 1 号、2 号小鼠尾静脉注射青霉素 G 钾盐注射液 1 万单位/10 克（给药剂量为 0.1 mL/10 g），3 号、4 号小鼠尾静脉注射青霉素 G 钠盐注射液 1 万单位/10 克（给药剂量为 0.1 mL/10 g）。

（3）将 4 只小鼠放入鼠笼，记录情况。

5．结果与处理

将实验结果填入表 10－1。

表 10 – 1　青霉素 G 钾盐和钠盐快速静脉注射的毒性比较

鼠号	小鼠重量/g	所给药物	给药后症状
1			
2			
3			
4			

6．注意事项

（1）两鼠给药速度力求一致，全部药量在 2 s 内注射完。

（2）小鼠体重不宜太大。体重越大，尾静脉越难注射。

（3）小鼠的尾巴上共有 4 根血管，上下两根为动脉血管，左右两根为静脉血管。注意分清楚。

7．思考题

（1）简述青霉素的药理作用、临床应用和不良反应。

（2）查阅资料，简要说明钾离子对心脏生理活动的影响。列举几种以调节细胞内外离子浓度而产生生理作用的药物。

实验二　链霉素的毒性反应及解救

1．目的

（1）观察链霉素的毒性反应及氯化钙对氨基糖苷类抗生素的拮抗作用。

（2）学习豚鼠的注射方法。

2．原理

大剂量的氨基糖苷类抗生素可对机体产生非去极化型神经肌肉阻滞作用，表现为急性肌肉麻痹，使肌肉松弛。钙制剂或新斯的明可拮抗此毒性反应。

3．实验材料

（1）动物。准备豚鼠 1 只，体重 300 g 左右，性别不限。

（2）药品。准备 250 g/L 硫酸链霉素溶液、50 g/L 氯化钙溶液、0.9% 生理盐水。

（3）器材。准备天平、注射器（1 mL）、针头（4—5 号）。

4．方法与步骤

（1）取豚鼠 1 只，称重，标记。

（2）给豚鼠肌内注射硫酸链霉素溶液 60 mg/100 g（0.24 mL/100 g），30 min 后观察豚鼠的反应。待症状明显后，给予单数组豚鼠腹腔注射氯化钙溶液，8 mg/100 g（0.16 mL/100 g），视情形可重复给药；双数组作为对照组，给予腹腔注射生理盐水剂量（0.16 mL/100 g）。

5. 结果与处理

将实验结果填入表 10 - 2。

表 10 - 2　氯化钙救治链霉素对豚鼠的神经肌肉毒性作用

解救药物	鼠重/g	链霉素/mL	动物反应（呼吸、体位及四肢张力）	
			救治前	救治后
氯化钙				
生理盐水				

6. 注意事项

（1）肌内注射链霉素的毒性反应，一般要用药 30～60 min 后才会出现，并逐渐加重。

（2）静脉注射氯化钙溶液救治效果最好，但静脉注射比较困难；肌内注射或腹腔注射救治效果差些，常需要重复给药。

7. 思考题

（1）链霉素的不良反应有哪些？

（2）钙盐可防止链霉素的哪些毒性反应？

实验三　注射液的热原试验

1. 目的

（1）掌握家兔的捉持、标记方法。

（2）学习家兔的体温测定和静脉注射操作。

（3）了解注射液热原检查的方法及判断标准。

2. 原理

某些微生物（特别是革兰氏阴性菌）的遗体或代谢产物随注射液注入机体后，能引起发热反应，这些能引起发热反应的物质统称为热原，其化学成分有脂多糖、蛋白质、核蛋白等。家兔的体温较恒定，对热原反应敏感，常作为检查注射液热原的法定动物。

由于微生物普遍存在，注射液生产过程中极易受热原污染，因此，《中华人民共和国药典》（2020 年版）规定静脉注射液均应做热原检查。

3. 实验材料

（1）动物。准备家兔 3 只，体重 1.7 ～ 3.0 kg，如为雌兔应无孕。

（2）药品。准备供试品（250 g/L 葡萄糖注射液，给药剂量为 1 mL/kg）、石蜡油。

（3）器材。准备兔固定箱、磅秤、肛门温度计、铝盒、注射器、镊子、75% 乙醇溶液、棉签。

4. 方法与步骤

（1）准备器具。

　　实验过程中用到的注射器、针头等与供试溶液接触的一切器具，均应先放在铝盒内高温消毒（250 ℃，30 min 或 180 ℃，2 h）除去热原，冷却备用。

　　（2）热原检查方法和步骤。

　　A. 家兔正常体温的测定。家兔标记、称重后，用肛门温度计测量家兔体温。将温度计蘸少许石蜡油，将温度计插入约 6 cm（约在温度计 37 ℃ 位置处，放置 2 min），隔 30 min 后再测量 1 次，两次体温的平均值即为家兔正常体温（家兔正常体温为 38.3 ～ 39.6 ℃，两次体温差不超过 0.2 ℃，三只家兔间体温差不超过 1 ℃）。

　　B. 家兔耳缘静脉注射。在测定正常体温后 15 min 内从耳缘静脉注入预热至 38 ℃ 左右规定剂量的葡萄糖注射液，然后每隔 30 min 按"（2）.A."项再测量 1 次体温，共测量 3 次，从 3 次测量中的最高值减去正常体温，即为该家兔的体温升高值（给药前后温差）。

　　C. 结果判断。

　　a. 如果在实验中，三只家兔体温升高均在 0.6 ℃ 以下，并且三只家兔体温升高总数在 1.4 ℃ 以下，则认为供试液符合规定。

　　b. 如果在实验中，虽然三只家兔中仅有 1 只体温升高 0.6 ℃ 或以上，或三只家兔体温升高均在 0.6 ℃ 以下，但体温升高总数达 1.4 ℃ 或以上，可认为结果不定，应做复试。

　　c. 如果在实验中，三只家兔中体温升高 0.6 ℃ 或以上的数量超过 1 只，可认为供试液不符合规定。

　　5. 结果与处理

　　将实验结果、分析和讨论填入表 10-3。

表 10-3　热原检查报告

检查日期		室温		
药物		性状和含量		
兔号	1	2		3
体重/kg				
正常体温 第一次测温				
正常体温 第二次测温				
正常体温 平均体温				
给药后体温 第一次测温				
给药后体温 第二次测温				
给药后体温 第三次测温				
给药前后温差				
检查结论				
结果分析和讨论				

6．注意事项

（1）影响动物体温变化的因素比较多，必须严格按规定的条件进行。实验最好在 17 ～ 28 ℃ 的环境中进行，在整个实验过程中应控制温度变化不得大于 3 ℃。给家兔测量体温和注射药液时动作要温和，以免引起家兔挣扎而导致体温波动。

（2）本实验所述的方法主要供教学实验用。在实际工作中，应参照《中华人民共和国药典》（2020 年版）相关规定进行操作。

（3）静脉注射属无菌操作。取液前对针头插入部位先用酒精棉球消毒，用过的针头，不要用水冲洗后再用（否则会带入热原），更不要用于再次取液，以免污染供试品。

7．思考题

（1）什么是热原？什么剂型需要进行热原检查？为什么要选用家兔进行热原检查？

（2）用家兔法检查热原时，对动物和仪器有什么要求？实验中要注意什么问题？

实验四　干酵母致大鼠发热动物模型的建立及阿司匹林解热作用观察

1．目的

（1）学习干酵母致大鼠发热动物模型的建立方法。

（2）学会测定大鼠肛温的方法。

（3）掌握阿司匹林解热的作用机制。

2．原理

发热反应大多是各种致热因子作用于机体，产生和释放内热原，并进一步影响体温调节中枢，使体温调定点提高，从而使机体产热增加，散热不变或减少，体温则升高。外源性致热原种类很多，干酵母导致的大鼠体温升高比较恒定，模型重现性好，材料易得，保存方便。阿司匹林抑制花生四烯酸代谢过程中的环氧合酶，减少前列腺素类物质产生，使被致热原升高的下丘脑体温调节中枢调定点恢复（降至）正常水平。

3．实验材料

（1）动物。准备大鼠 8 只，体重 180 ～ 220 g，雌雄各半。

（2）药品。准备 20% 干酵母悬液（配制方法：称取干酵母 40 g，置于研钵中，逐渐加入蒸馏水研磨为均匀的悬液，最后定容至 200 mL），1% 羧甲基纤维素钠溶液，0.5% 阿司匹林溶液（配制方法：将 0.5 g 阿司匹林研磨为均匀的粉剂，混悬定容于 100 mL 1% 羧甲基纤维素钠溶液中，配置成 0.5% 的溶液）。

（3）器材。准备体温计、天平、大鼠灌胃针、注射器。

4．方法与步骤

（1）进行动物实验前每天用电子体温计测量大鼠肛温 2 次，每次间隔约 1 h，连续 3 天，使大鼠适应操作。

（2）实验当天同法测量肛温 2 次，选取体温在 36.6 ～ 38.6 ℃、两次测温其变化不超过 0.3 ℃ 的大鼠用于实验，并取其均值作为致热前基础体温。

（3）将符合条件的大鼠随机分为模型组和阿司匹林治疗组。给予模型组灌胃给药，1% 羧甲基纤维素钠溶液，1 mL/100 g；阿司匹林治疗组灌胃给药，0.5% 阿司匹林溶液（5 mg/100 g），1 mL/100 g；30 min 后皮下注射 20% 干酵母悬液（10 mL/kg）。

（4）注射后第 3 小时测量肛温 1 次，根据体温情况在 4 ～ 5 h 选定一测体温时间点，剔除体温上升不足 0.8 ℃ 和体温上升超过 2.0 ℃ 的大鼠，注射干酵母后于 1 h、2 h、3 h、4 h、5 h、6 h 各测量肛温 1 次，报告结果以体温值和体温差值表示。

5．结果与处理

将实验结果填入表 10 - 4。用 Excel 绘制大鼠温度随致炎时间变化的曲线。动物致炎后何时体温开始上升，何时达到体温高峰？致炎后何时体温开始回落？请在讨论中对结果进行分析。

表 10 - 4　大鼠酵母致热的测定结果

鼠号	体重/g	大鼠体温/℃							
		给药前	给药后						
			1 h	2 h	3 h	4 h	5 h	6 h	备注
模型组 1									
模型组 2									
阿司匹林治疗组 1									
阿司匹林治疗组 2									

6．注意事项

每只动物前后几次测体温必须使用同一支电子体温计。

7．思考题

（1）建立动物发热模型的方法有哪些？

（2）阿司匹林使体温降低的原理与氯丙嗪有何不同？请列举其他能使体温降低的药物并简述其机制。

实验五　重组人促红细胞生成素的药理作用和体内活性测定

1．目的

掌握促红细胞生成素（erythropoietin，EPO）的药理作用。掌握用网织红细胞（reticulocyte）法对促红细胞生成素的体内活性进行测定的实验操作。

2．原理

给小鼠注射 EPO，造成体内高 EPO 状态。EPO 可促进骨髓内干细胞加速分化为原始红细胞，促进有核红细胞的有丝分裂，促其加速成熟，促进血红蛋白的合成，以及促进骨髓内网织红细胞和成熟红细胞的释放。小鼠外周血中不仅红细胞增多，而且还出现大量的网织红细胞，甚至有核红细胞。因此，根据已知不同剂量的 EPO 与外周血网织红细胞数量的关系曲线可以定量测定样品 EPO 的体内生物学活性。

网织红细胞是介于晚幼红细胞和成熟红细胞之间尚未完全成熟的红细胞。因其细胞质内尚存留多少不等的嗜碱物质、RNA，经煌焦油蓝、新亚甲蓝活体染色法染色后，嗜碱物质凝聚成颗粒，其颗粒又可连缀成线，而构成网织状，此种红细胞即网织红细胞，这一特点可与其他细胞相区别。

3．实验材料

（1）动物。准备小鼠 9 只，性别不限。

（2）药品。准备稀释液，含 0.1% 牛血清白蛋白（blood serum albumin，BSA）的生理盐水溶液；EPO 样品，用稀释液稀释为 2 个不同浓度的样品（样品 1 为 30 U/mL，样品 2 为 60 U/mL）；瑞氏染液；煌焦油蓝生理盐水溶液；磷酸盐缓冲液（PBS，pH 6.8）；肝素抗凝剂；5% 苦味酸；生理盐水。

（3）器材。准备 1 mL 注射器、棉签、载玻片、推片、香柏油、显微镜。

4．方法与步骤

（1）实验动物分组，用 5% 苦味酸做标记。小鼠分为对照组、低剂量组、高剂量组，每组 3 只小鼠。

（2）注射。皮下注射，0.1 mL/只，连续 5 天。

（3）于第 5 天（实验当日）摘小鼠眼球采血，用肝素抗凝，抗凝血置于 1.5 mL EP 管中。

（4）用煌焦油蓝染色。另取干净 1.5 mL EP 管 1 支，加入煌焦油蓝生理盐水溶液 2～3 滴，然后加入等量的血液。混匀后放置 15～20 min，使红细胞充分染色。

（5）用少许染色好的血液做血涂片。取绿豆大小血滴，用清洁载玻片的一端轻轻接触血滴，使血滴附于玻片面上，以左手拿该片的两端，迅速用右手拿住另一载玻片的一端，在左手载玻片上由前向后接触血滴，使两载玻片约成 45°，轻轻移动，使血滴成一直线，然后由前向后推出血膜（图 10 - 1）。

（6）干燥后用瑞氏染液复染。涂片在空气中干燥后置于染色架上，滴加瑞氏染色液，使涂片被染色液覆盖，染 1 min 后，再加等量的缓冲液于染色液上，浸染 5～8 min。此时涂片表面呈现一层古铜色，用蒸馏水迅速冲洗，见涂片呈粉红色后，以吸水纸吸干。

（7）在低倍镜下选择细胞分布均匀，着色清晰的部位，用油镜计数 3 个视野内的红细胞数和网织红细胞数，计算网织红细胞数对红细胞数的比值（ratio，R）。

（8）根据每组网织红细胞数对红细胞数的 R 值判断 EPO 样品 1 和样品 2 的活性大小。

5．结果与处理

按注射剂量（U）对 R 值的量反应平行线法计算 EPO 样品的活性（图 10 - 2）。

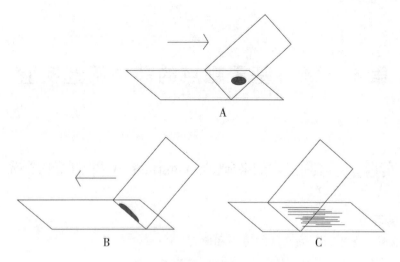

A：另一玻片接触血滴；B：推片角度；C：推出均匀血膜。

图 10 -1 血液涂片制作步骤

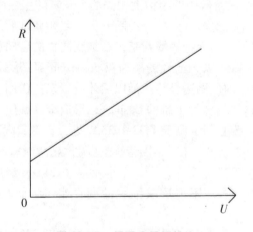

图 10 -2 量反应平行线法

6．注意事项

（1）采血时一定要在 EP 管中先加入肝素抗凝。

（2）网织红细胞必须用新鲜血液活体染色才能显示，染液与血液的比例以 1∶1 为宜。

（3）血膜制备技术很重要。红细胞应均匀散开，如有重叠则影响结果的准确性。网织红细胞体积较成熟红细胞体积稍大，多分布于涂片的尾部及两侧，故进行计数时应巡视整个血涂片中网织红细胞的分布情况再进行计数。

（4）血液与染液混合时间必须足够长。

（5）染料配制后必须过滤，放置保存过程中也要防止产生任何沉淀而影响计数结果。

7．思考题

根据每组网织红细胞数对红细胞数的 R 值判断 EPO 样品 1 和样品 2 的活性大小。

第十一章 基于靶点的药物筛选实验

实验一 凋亡通路靶点 Caspase-3 抑制剂筛选

1．实验目的

（1）掌握荧光法测定酶活性的过程和原理。

（2）筛选具有抑制 Caspase-3 活性的化合物。

2．实验原理

Caspases 是存在于胞质溶胶中的结构上相关的半胱氨酸蛋白酶。它们的一个重要共同点是活性位点都含有半胱氨酸，并特异地断开天冬氨酸残基后的肽键。半胱氨酸蛋白酶切割其作用底物而留下 1 个天冬氨酸残基，在细胞凋亡的启动和执行过程中起关键性作用。正常情况下，Caspase 以无活性的酶原（proenzymes）形式存在，必须经过线粒体途径、死亡受体途径、内质网途径等激活以后才可以发挥作用。当受到凋亡信号刺激时，上游的 Caspase 能次序地激活下游的 Caspase，形成级联反应，将凋亡信号一级级传到凋亡底物。人 Caspase-3 基因定位于 $4q32\text{-}4q35.1$ 处，正常状况下，胞质中的 Caspase-3 无活性，以 Procaspase-3 形式存在。当细胞接受凋亡刺激时，它被系列反应激活，活化的 Caspase-3 由 2 个大亚基（17kD）和 2 个小亚基（12kD）组成，进而诱导细胞发生凋亡。因此，Caspase-3 的表达不但反映细胞的凋亡水平，而且反映凋亡启动因素的存在。

小分子化合物对酯酶的抑制活性的测试方法多采用荧光检测法，其原理是：活化的 Caspase-3 能够特异切割 D1E2V3D4-X 底物，水解 D4-X 肽键。根据这一特点，设计出荧光物质偶联的短肽 Ac-DEVD-AMC。在共价耦联时，AMC 不能被激发荧光，短肽被水解后释放出 AMC，自由的 AMC 才能被激发发射荧光。根据释放的 AMC 荧光强度的大小，可以测定 Caspase-3 的活性，从而反映 Caspase-3 被活化的程度。当抑制剂抑制 Caspase-3 的活性后，酶降解底物的能力下降，检测中荧光的增加速率变小，故可间接用荧光增加速率的减小来判断抑制剂的抑制活力。AMC 在以 355 nm 为激发波长、以 460 nm 为发射波长下呈现最大的荧光强度值。

3．实验材料

（1）化合物。准备待筛选化合物。

（2）仪器。准备荧光酶标仪。

（3）试剂耗材。准备酶活性检测缓冲液、酶溶液、酶标板、移液器、移液枪头、离心管等。

4．方法与步骤

（1）试剂溶液配置。

A．酶反应缓冲液。将 20 mmol/L 4 - 羟乙基哌嗪乙磺酸、0.1 mol/L NaCl 溶液、10% 蔗糖、0.1% 3 -［3 -（胆酰胺丙基）二甲氨基］丙磺酸内盐（3 -［（3 - chdamidopropyl dimethylammonio］- 1 - propanesulfanate CHAPS）、2 mmol/L 乙二胺四乙酸（ethylene diamine tetraacetic acid，EDTA）混合，调整 pH 至 7.4（若使用试剂盒则参照试剂盒中缓冲液的使用说明），配置 100 mL 备用。

B．酶溶液。根据购买的酶的说明书将 Caspase-3 酶稀释至 5 U/μL 备用。

C．底物溶液。配置 Ac-DEVD-AMC 溶液浓度至 20 μg/mL 备用。

D．待测化合物。将待测化合物用二甲基亚砜溶液终浓度配置成 1 nmol/L、2 nmol/L、4 nmol/L、8 nmol/L、16 nmol/L、32 nmol/L 浓度使用。

（2）实验过程。

A．实验组别的设计。实验分为阴性对照组（表 11 - 1）、阳性对照组（表 11 - 2）和实验组（表 11 - 3）。

表 11 - 1　阴性对照组

二甲基亚砜	Caspase-3	酶反应缓冲液	Ac-DEVD-AMC	总体积
X μL	1 μL	49-X	50 μL	100 μL

表 11 - 2　阳性对照组

Ac-DEVE-CHO	Caspase-3	酶反应缓冲液	Ac-DEVD-AMC	总体积
终浓度分别为 1 nmol/L、2 nmol/L、4 nmol/L、8 nmol/L、16 nmol/L、32 nmol/L	1 μL	49-X	50 μL	100 μL

表 11 - 3　实验组

待测化合物	Caspase-3	酶反应缓冲液	Ac-DEVD-AMC	总体积
终浓度分别为 1 nmol/L、2 nmol/L、4 nmol/L、8 nmol/L、16 nmol/L、32 nmol/L	1 μL	49-X	50 μL	100 μL

B．实验步骤。向 96 孔板孔中加入酶反应缓冲液、Caspase-3，再加入待测化合物（对照组为二甲基亚砜组）混匀，置于 37 ℃ 恒温箱孵育 30 min。

加入底物 Ac-DEVD-AMC，混匀，置于荧光酶标仪中室温检测。

5．结果与处理

抑制剂对酶的 IC_{50} 是指当酶活力被抑制 50% 时的抑制剂浓度，即为此抑制剂抑制

酶活性的 IC_{50}。

计算方法为：

（1）取荧光值的点所组成的线的斜率为酶反应速率，其中阴性对照组记为 V_0，实验组为 V_i，以 $1 - V_i/V_0$ 表示待测化合物的抑制率。比较对照组与实验组的斜率，从而判断所测化合物是否对 Caspase-3 有抑制作用。

（2）以所加化合物的浓度为横坐标，以 $1 - V_i/V_0$ 的值为纵坐标，作出相应的曲线：在 $1 - V_i/V_0$ 为 0.5 处所对应的待测化合物的浓度为 IC_{50}。

实验二　抗胆碱酯酶活性的化合物筛选

1. 目的

（1）熟悉光吸收法测定酶活性的过程和原理。

（2）筛选具有抗乙酰胆碱酯酶或丁酰胆碱酯酶作用的化合物。

2. 原理

小分子化合物对胆碱酯酶的抑制活性的测试方法多采用 Ellman 法，其原理是：乙酰胆碱酯酶（acetylcho linesterase）或丁酰胆碱酯酶（butyrylcholine esterase）能水解硫代乙酰胆碱（acetylthiocholine iodide）或硫代丁酰胆碱，产生硫代胆碱，它能与 5，5'－二硫代双硝基对苯甲酸反应，生成黄色的 5－硫－2－硝基苯甲酸，其可在 412 nm 处产生紫外吸收（图 11－1）。其反应式为（以乙酰胆碱酯酶为例）：

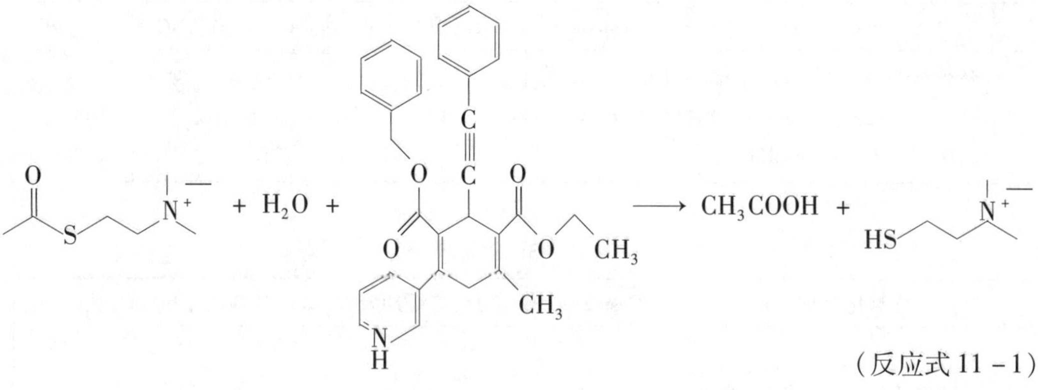

（反应式 11－1）

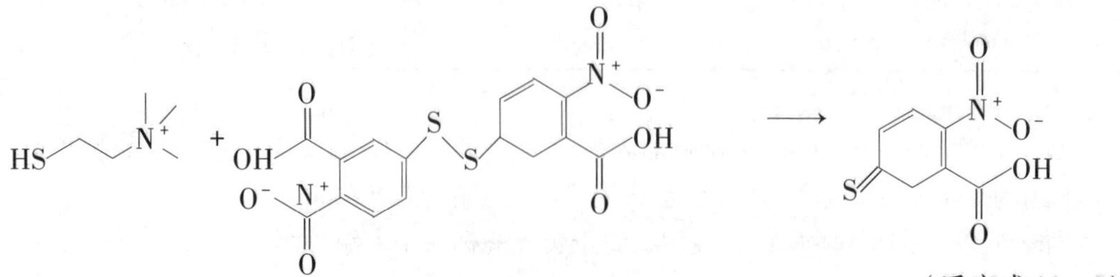

（反应式 11－2）

$$\text{(反应式 11 - 3)}$$

$$\text{thiocholine} + \text{DTNB} \rightarrow 5\text{-thio-2-nitrobenzoic acid} \quad \text{(反应式 11 - 4)}$$

抑制剂对酶抑制作用的强弱可以由 IC_{50} 值（酶的活性降为未加任何物质时活性的一半时所加抑制剂的浓度）来表示。IC_{50} 值越小，说明抑制酶活性一半时所需抑制剂的浓度越小，即此种物质对酶的抑制作用越强。而酶活力可用在一定的条件下酶催化某一化学反应的反应速度来表示。酶催化的反应速率愈大，酶的活力就越大；反应速率愈小，酶的活力就越低。因此，测定酶的活力就是测定酶所催化的化学反应的速度。化学反应速度可用单位时间内底物的减少量或产物的生成量来表示。当化合物对胆碱酯酶有抑制作用时，则单位时间内生成黄色的 5 - 硫 - 2 - 硝基苯甲酸量会减少，颜色越浅表明抑制作用越强。

4. 方法与步骤

（1）主要试剂的配制。

A. 酶反应缓冲液 [0.1 mol/L pH 8.0 磷酸盐缓冲溶液（phosphate buffer saline, PBS）]。称取 7.9 g NaCl、0.2 g KCl、1.44 g Na_2HPO_4、1.8 g KH_2PO_4，用 90 mL 超纯水溶解，用 pH 计调 pH 至 8.0，定容至 100 mL，行高压灭菌，在室温条件下保存。

B. 酶稀释液。称取 10 mg 明胶，加入 5 mL 0.1 mol/L 酶反应缓冲液（pH 8.0），于 37 ℃ 水浴条件下溶解。明胶完全溶解后，用 0.45 μm 滤膜过滤以去除杂质。

C. 酶溶液。制备乙酰胆碱酯酶储备液（30 U/mL）：称取 1 mg 乙酰胆碱酯酶（525 U/mg，Sigma）固体粉末溶于预冷的 17.5 mL 明胶水溶液（1 mg/mL）。溶解、混匀后，在冰水浴条件下分装，每管 200 μL，−80 ℃ 条件下保存。现用现配，使用前用酶稀释液稀释成 3 U/mL 溶液。

丁酰胆碱酯酶储备液（50 U/mL）：称取 20 mg 丁酰胆碱酯酶（11.4 U/mg，Sigma）溶于 4.56 mL 超纯水中。混匀，使其溶解。在冰水浴条件下分装，每管 200 μL，−80 ℃ 条件下保存。现用现配，使用前用酶稀释液稀释成 5 U/mL。

D. 底物溶液。

a. 硫代乙酰胆碱储备液（0.1 mol/L）。称取 29.3 mg 溶于 1 mmol/L 超纯水中。混匀，使其溶解，在冰水浴条件下分装，每管 200 μL，−20 ℃ 条件下保存。使用前用 0.1 mol/L PBS（pH 8.0）将其分别稀释成 5 mmol/L、500 μmol/L、250 μmol/L、125 μmol/L、62.5 μmol/L、31.25 μmol/L 溶液。

b. 硫代丁酰胆碱（iodide）储备液（0.1 mol/L）。称取 31.2 mg硫代丁酰胆碱溶于 1 mL 超纯水中，混匀，使其溶解。在冰水浴条件下分装，每管 200 μL，−20 ℃ 条件下避光保存。使用前用 0.1 mol/L PBS（pH 8.0）稀释成 5 mmol/L溶液。

E. DTNB 溶液。称取 39.6 mg DTNB 粉末溶于 10 mL 0.1 mol/L PBS（pH 8.0），再加入 15 mg NaHCO₃。混匀，使其溶解。在冰水浴条件下分装，每管 200 μL，−20 ℃ 避光保存，制成 DTNB 储备液（10 mmol/L）。使用前稀释成 2.5 mmol/L溶液。

（2）实验过程步骤。

A. 化合物对胆碱酯酶的抑制活性。反应体系总体积200 μL，其中乙酰胆碱酯酶的终浓度为 0.03 U/mL（丁酰胆碱酯酶终浓度为 0.05 U/mL），DTNB 终浓度为 500 μmol/L，底物硫代乙酰胆碱或硫代丁酰胆碱终浓度为 500 μmol/L，同时设对照组（0.1 mol/L，pH 8.0 的 PBS 代替待测化合物）和空白组（酶稀释液代替酶溶液）。

96 孔板中每孔加入 2 μL 酶溶液（或酶稀释液），40 μL DTNB，118 μL PBS，20 μL 待测化合物（10×）。在37 ℃ 条件下孵育 20 min，最后加入 20 μL 底物。在 412 nm 处测定 5 min 内吸光度变化（每隔 1 min 读数 1 次）。单次实验中，为每个浓度设 2 个复孔，重复 3 次实验。

B. 胆碱酯酶的抑制动力学。选择 3 个梯度浓度（0 nmol/L、100 nmol/L 和 500 nmol/L）的 T3CA 分别在 5 个不同浓度（31.25 μmol/L、62.50 μmol/L、125.00 μmol/L、250.00 μmol/L 和 500.00 μmol/L）的底物下，按照化合物对胆碱酯酶的抑制活性实验步骤检测酶反应速率。

以酶催反应的速率（v）的倒数和底物浓度倒数作图，以不加抑制剂的为控制线，得到化合物对胆碱酯酶的 Lineweaver-Burk 动力学曲线图。

4. 结果与处理

通过 Ellman 比色法，检测合成的化合物，以及阳性对照药他克林和阴性对照药咖啡酸对乙酰胆碱酯酶和丁酰胆碱酯酶的抑制作用，将实验结果填入表 11 −4。

表 11 −4   化合物对乙酰胆碱酯酶和丁酰胆碱酯酶的抑制作用

化合物	$IC_{50} \pm SEM/(\mu mol \cdot L^{-1})$		Ratio of BuChE /AChE IC_{50}
	乙酰胆碱酯酶	丁酰胆碱酯酶	

实验三　自噬关键蛋白 ATG4B 抑制剂的筛选

1. 目的

（1）熟悉蛋白表达纯化过程。

（2）掌握 FRET 检测方法原理。

（3）筛选具有 ATG4B 抑制活性的化合物。

2. 原理

自噬是一个进化上保守的、多步骤的过程，细胞成分和受损的细胞器被隔离在自噬体内以供溶酶体降解。其中，自噬体的发生需要两个类似泛素的结合系统：ATG12-ATG5 和 ATG8-磷脂酰乙醇胺（phosphatidyl ethanolamine，PE）系统。ATG4 是 C54 家族的一种半胱氨酸蛋白酶，在 ATG8-PE 脂结合系统中发挥重要作用。ATG4 能够裂解 ATG8 的 C 末端甘氨酸残基上的多肽键，从而允许 ATG8 在其他自噬分子的参与下与 PE 结合参与自噬过程；同时 ATG4 也可以作为一种去结合酶，裂解结合 PE 的 ATG8 的酰胺键，将其从自噬体膜上释放出来。在哺乳动物中，有 4 种 ATG4 同源物（即 ATG4A、ATG4B、ATG4C 和 ATG4D）和 8 种 ATG8 同源物（即 LC3Aα、LC3Aβ、LC3B、LC3C、GABARAP、GABARAPL1、GABARAPL2、GABARAPL3）。不同的 ATG4 同源物对底物的酶切特异性不同。研究结果表明，ATG4B 则能够酶切大多数的 ATG8 同源物。因此，测量 ATG4B 活性及筛选 ATG4B 抑制剂对研究自噬功能和调节其活性非常重要。

目前，多采用荧光共振能量转移（fluorescence resonance energy transfer，FRET）的体外方法来测试小分子化合物对 ATG4B 的抑制活性，其原理是（图 11-1）：在 ATG4B 的底物 LC3B 或 GATE-16 两端加上 FRET 对荧光蛋白（如 CFP 与 YFP），此融合蛋白底物被称为 FRET-LC3B/GATE-16。当仅有全长的 FRET-LC3B/GATE-16 存在时，两个荧光基团靠近，激发 CFP 产生的发射波能够进一步激发 YFP 产生荧光共振信号；而蛋白酶 ATG4B 加入反应体系，则使得底物 C 末端的 YFP 基团被切割，造成 FRET 信号的损失。当抑制剂抑制 ATG4B 的活性时，ATG4B 酶切底物的能力下降，FRET 信号的损失速率变慢，故可用一定反应时间内的荧光信号变化率来判断抑制剂的抑制效果。CFP/YFP 对的荧光激发波长（λ_x）为434 nm，发射波长（λ_m）分别为 477 nm 和 527 nm。

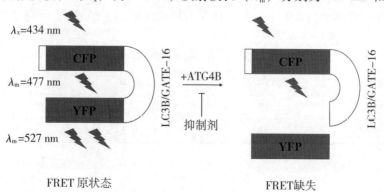

图 11-1　FRET 的原理示意

定义 527 nm 处和 477 nm 处的荧光发射值的比值为 RFU（527 nm/477 nm），则抑制剂 X 对 ATG4B 的抑制率计算公式为：

$$抑制率(\%) = (RFU_X - RFU_{max})/(RFU_{max} - RFU_{min}) \times 100\% \qquad (11-5)$$

式（11-5）中，RFU_{min} 是在没有抑制剂的情况下的荧光比值，RFU_{max} 是在没有 ATG4B 蛋白的情况下的荧光比值。

3. 实验材料

（1）化合物。准备待筛选化合物。

（2）仪器。准备连续多波长荧光酶标仪。

（3）试剂耗材。准备酶活性检测缓冲液、酶溶液、酶标板、移液器、移液枪头、离心管等。

4. 方法与步骤

（1）试剂溶液配置。

A. 酶活性检测缓冲液。准备 150 mmol/L NaCl 溶液、50 mmol/L Tris-HCl 溶液、1 mmol/L EDTA、1 mmol/L DTT，将 pH 调整为 pH 7.5，配置 100 mL 备用。

B. ATG4B 酶溶液。将含有 ATG4B 表达质粒的 BL21（DE3）甘油菌株接种到新鲜 LB 培养基中。用 0.2 ~ 0.5 mmol/L 的异丙基 – β – D – 1 – 硫代半乳糖苷（isopropyl-β-D-thiogalactoside，IPTG）在 16 ℃ 下诱导蛋白表达 16 h。然后收集的菌体沉淀经超声破碎后，用 Ni^{2+}-NTA 树脂亲和层析法纯化，用含有 150 mmol/L NaCl、10 mmol/L β – 巯基乙醇和 20 mmol/L Tris（pH 8.0）的 20 ~ 250 mmol/L 咪唑梯度缓冲液洗脱。所有的洗脱液用 PD-10 脱盐柱脱盐并定量保存至 −80 ℃ 冰箱。最后纯化的蛋白的纯度和分子量通过 SDS-PAGE 和考马斯亮蓝染色来验证。

从 −80 ℃ 冰箱里取出纯化的 ATG4B 酶溶液，用酶活性检测缓冲液将 ATG4B 酶稀释至 1 μg/mL 备用。

C. FRET 底物溶液。将含有 FRET-GATE-16 表达质粒的 BL21（DE3）甘油菌株按 ATG4B 相同的纯化方法纯化出 FRET 底物蛋白。实验时取出储存液，用酶活性检测缓冲液将 FRET 底物蛋白稀释至 500 μg/mL 备用。

D. 待测化合物。将待测化合物用二甲基亚砜溶液终浓度配置成系列浓度使用。

（2）实验过程。

A. 实验组别的设计。

实验分为阴性对照组（表 11-5）、阳性对照组（表 11-6）和实验组（表 11-7）。

表 11-5　阴性对照组

溶液	体积/μL	溶液	体积/μL
1% 二甲基亚砜	5	FRET 底物溶液	5
ATG4B 酶溶液	40	总体积	50

表 11 - 6　阳性对照组

溶液	体积/μL	溶液	体积/μL
1%二甲基亚砜	5	FRET 底物溶液	5
活性检测缓冲液	40	总体积	50

表 11 - 7　实验组

溶液	体积/μL	溶液	体积/μL
待测化合物	5（终浓度分别为 0.78 μmol/L、1.56 μmol/L、3.12 μmol/L、6.25 μmol/L、12.5 μmol/L、25 μmol/L、50 μmol/L、100 μmol/L）	FRET 底物溶液	5
ATG4B 酶溶液	40	实验组溶液	50

B. 实验步骤。

a. 向 384 孔板孔中加入 ATG4B 酶溶液，再加入待测化合物（对照组为二甲基亚砜组），混匀，置于 37 ℃ 恒温箱孵育 30 min。

b. 加入 FRET 底物溶液，混匀，置于多波长荧光酶标仪中 37 ℃ 检测。

5. 结果与处理

抑制剂对酶的 IC_{50} 是指当酶活力被抑制 50% 时的抑制剂浓度，即为此抑制剂抑制酶活性的 IC_{50}。

计算方法：

（1）将酶标仪荧光数值代入实验原理中的抑制率的公式。计算出各化合物浓度对应的抑制率。比较对照组与实验组的抑制率，从而判断所测化合物是否有抑制作用。

（2）以所加化合物的浓度的对数值为横坐标，以对应抑制率的值为纵坐标，作出相应的对数浓度 - 抑制率散点图。并统计拟合出 IC_{50} 曲线，得到待测化合物对 ATG4B 的 IC_{50} 数值。

实验四　转录因子 NFκB 核转位化合物筛选

1. 目的

（1）掌握细胞培养基本技术。

（2）筛选具有促进 NFκB 核转位的化合物。

2. 原理

NFκB 在细胞因子诱导的基因表达中起关键性的调控作用，它调控的基因编码急性期反应蛋白、细胞因子、细胞黏附分子、免疫调节分子、病毒瘤基因、生长因子、转录和生长调控因子等。通过调控多种基因的表达，NFκB 参与免疫反应、炎症反应、细胞凋亡、肿瘤发生等多种生物进程。标准的 NFκB 为 $p50$ 和 $p65$ 的二聚体。静止状态时，NFκB 以无活性的潜在状态存在于细胞质中，它与抑制因子 IκB 结合组成一个三聚体 $p50$-$p65$-IκB。在激动剂脂多糖、前炎性细胞因子〔诱导促炎细胞因子，如肿瘤坏死因子-α（tumor necrosis factor-x，TNF-α）、白细胞介素 – 1（interleukin – 1，IL-1）〕及丝裂原等作用下，IκBs 在 SCF-E3 泛素化酶复合体的催化作用下多泛素化而被蛋白酶降解，活化的 NFκB 转位到核内，与其相关的 DNA 基序结合以诱导靶基因转录。通过高内涵筛选仪器检测 NFκB 的核转位情况（图 11 – 2）。

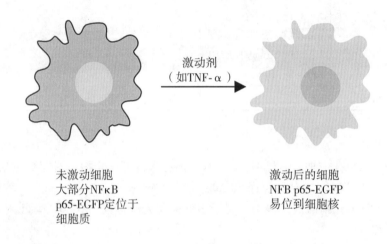

未激动细胞
大部分NFκB
p65-EGFP定位于
细胞质

激动后的细胞
NFB p65-EGFP
易位到细胞核

图 11 – 2　NFκB 核转位示意

3．实验材料

（1）化合物。准备待筛选化合物。

（2）细胞。准备稳转人骨肉瘤中提取的上皮黏附细胞 NFκB-EGFP-U2OS。

（3）仪器。准备倒置显微镜、CO_2 培养箱、超净工作台、高内涵筛选仪器等。

（4）试剂耗材。准备 DMEM 培养液、胎牛血清、胰酶、青霉素 – 链霉素双抗二甲基亚砜、PBS、TNF-α、Hoechst 33258、96 孔细胞培养板、移液器、移液枪头、离心管等。

4．方法与步骤

（1）试剂配制。

A．细胞培养液（DMEM 培养液）。将 1 包 DMEM 粉末溶解于 1L 超纯水中，加入 $NaHCO_3$ 和 HEPEs，搅拌至溶解，调 pH 至 7.35 ~7.45。临用前加入 1% 双抗液，10% FBS，0.5 mg/mL G418。

B．细胞冲洗液。磷酸缓冲盐溶液配制同"实验二"。

C．细胞消化液（1% 胰酶溶液）。称取 0.1 g 胰酶，溶于 20 mL PBS。用 0.23 μm 规格的滤膜过滤以除菌。用经高压灭菌的 PBS 将其稀释至 100 mL。

D．细胞冲洗液。在 DMEM 溶液加入 1% 双抗溶液和 1% FBS。

E．分析缓冲液。在 DMEM 溶液，加入 1% 双抗溶液。

F．对照品储备液。将 10 μg TNF-α 溶于 1 mLPBS 中，加入 0.1% BSA。

G．细胞固定液。为 4% 多聚甲醛。

H．Hoechst 溶液。将 Hoechst 染料溶于二甲基亚砜溶液中配制成 10 mmol/L 的储备液。将 2.5 mL Triton X-100 完全溶解于 500 mL PBS，加入 50 μL 的 10 mmol/L Hoechst 储备液，制成 1 μmol/L 的 Hoechst 溶液备用。

I．待测化合物溶液配制。现配现用。称取适量；使用二甲基亚砜溶液溶解，终浓度为 10 μg/mL，储存于 −20 ℃ 备用；使用前用温浴后的完全培养基逐级稀释至所需浓度。

（2）细胞培养。

A．细胞的复苏。

a．开启水浴锅调至 37 ℃，从液氮罐中取出存有 A549 细胞的冻存管，放于 37 ℃ 温水中，用镊子夹住轻轻摇动使其迅速融化。

b．在无菌操作台中采用 75% 的乙醇溶液彻底擦拭冻存管，然后打开冻存管，注意动作要轻柔。

c．将冻存管的细胞转移到 15 mL 离心管，加入培养基稀释 10 倍，1 000 r/min，离心 3～5 min。

d．将上清液去除，加入 5 mL 预热的细胞培养液将细胞吹散开，转移至 25 cm² 培养瓶中。

e．在倒置显微镜下观察，于 37 ℃、5% CO₂ 培养箱中培养。

f．24 h 后，更换新的培养液。

g．常规传代培养。

B．NFκB-EGFP-U2OS 细胞更换新的培养液。

a．无菌操作打开培养瓶瓶盖，倒掉培养液。

b．用 1 mL PBS 反复冲洗细胞 2～3 遍。

c．加入新鲜的预热至 37 ℃ 的培养液 5 mL。

d．在倒置显微镜下观察，于 37 ℃、5% CO₂ 培养箱中培养。

C．NFκB-EGFP-U2OS 细胞的传代。

a．无菌操作打开培养瓶瓶盖，倒掉培养液。

b．向已经长满的细胞中加入 PBS 1 mL，轻轻摇动培养瓶，使 PBS 流遍所有的细胞表面，吸弃或倒掉，轻轻冲洗细胞表面 2～3 遍，以尽可能去除原培养液中的牛血清。

c．加入 1 mL 消化液，在 37 ℃ 培养箱中孵育 3～5 min 后把培养瓶放置在倒置显微镜下观察，发现细胞的胞质回缩、胞间质增大后，立即弃消化液，终止消化。

d．加入 5 ml 预热至 37 ℃ 的培养液，用玻璃吸管反复吹打以分散细胞。吹打过程按顺序进行，从培养瓶底部一边开始到另一边结束，以确保所有的底部都被吹到。

e．吸取的 1/2 的细胞悬液，接种到新的 25 cm² 培养瓶中，补足培养液至 6 mL。

f．在倒置显微镜下观察，于 37 ℃、5% CO₂ 培养箱中培养。

（3）细胞检测。

A. 收集上述对数期细胞，调整细胞悬液浓度至每毫升 30 000 个细胞，每孔加入 200 μL，铺板使待测细胞密度调至每孔 6 000 个细胞。

B. 在 5% CO_2、37 ℃培养箱中孵育 18～24 h。

C. 轻柔地去掉各孔细胞培养基，用 100 μL 细胞冲洗液，清洗各孔 2 次。

D. 加入 180 μL 细胞冲洗液，于培养箱中孵育 18～24 h。

E. 配制 10 倍对照品或待测化合物稀释液。即"3 mL 分析缓冲液 + 30 μL（10 μg/mL）TNF-α 储备液/化合物储备液 + 75 μL 二甲基亚砜溶液"，此时二甲基亚砜溶液含量为 2.5%，TNF-α 与化合物浓度均为 100 ng/mL。

F. 加入 20 μL 的 10 倍稀释的对照品 TNF-α 或待测化合物至相应孔中，于培养箱中孵育 30 min。

G. 轻弃各孔细胞溶液，加入 150 μL 的 4% 多聚甲醛固定液，室温下放置 20 min。

H. 用 200 μL 的 PBS 清洗各孔 4 次。

I. 弃掉 PBS 溶液，各孔加入 100 μL 浓度 Hoechst 溶液（1 μmol/L）。

J. 用锡纸封住 96 孔板，暗室下放置 30 min，置于 Cellomics ArrayScan VTI 高内涵筛选仪器下，观察 NFκB 核转位情况。

NFκB 核转位实验流程见图 11-3。

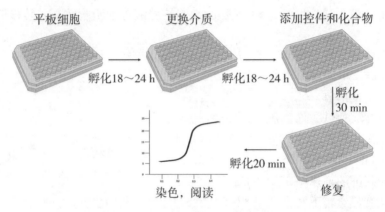

图 11-3　NFκB 核转位实验流程

【实验结果】

（1）NFκB 核转位图像结果拍照分析。

（2）观察仪器内生成的实验数据"MEAN_ CircRingAvgIntenDiffCh2"，差值越大，说明 NFκB 入核越明显。

实验五　化合物体外抑菌最低药物浓度测定及抑制剂筛选

1. 目的

（1）观察候选化合物体外抗菌作用，学习微量液体稀释法（用来测定最低抑菌浓度）。

（2）学习细菌培养、接种等基本操作技术。

2. 原理

抑制细菌生长的最低药物浓度（minimum inhibitory concentration，MIC），指在无菌阴性对照情况下，加药的菌液培养 18 ～ 24 h 后，在确认生长对照孔中有细菌生长、阴性对照孔中无细菌生长的条件下，没有细菌生长的微量孔中抗生素最小浓度即为被测药物的最小抑菌浓度。一般采用比浊度或者吸光度最接近阴性对照孔所对应的药物浓度。有多种方法测定 MIC，常用的有常量肉汤稀释法（试管法）、微量肉汤稀释法、琼脂稀释法等。MIC 测定常参考美国临床和实验室标准委员会（Clinical and Laboratory Standards Institute，CLSI）的标准方法。本实验方法是参照 CLSI 的微量液体稀释法。

3. 实验材料

（1）实验菌株。准备药敏试验质控菌株，购于中国医学细菌保藏管理中心（National Center for Medical Cultrure Collection）。

（2）试剂。准备培养基、牛肉粉、酸水解酪蛋白、可溶性淀粉、药物溶剂、候选化合物等。

（3）实验仪器。准备摇床、生物安全柜、超净工作台、恒温培养箱、酶标仪、高压灭菌锅、无菌 12 孔酶标条、微量加样器、酒精灯等。

4. 方法与步骤

（1）培养基制备。参照 CLSI 的方法选取 Mueller-Hinton（M-H）肉汤培养。MH 肉汤培养基是常用的 MIC 测定用液体培养基，需氧菌及兼性厌氧菌在此培养基中生长良好。添加阳离子 M-H 肉汤（Cation supplemented Mueller-Hinton Broth，CSMHB），其组成与制备方法为：混合牛肉浸液 300 mL（或牛肉膏 2.0 g）、酪蛋白氨基酸水解物（casamino acid）17.5 g、可溶性淀粉（starch）1.5 g、蒸馏水 1 000 mL。室温中（25 ℃）调整 pH 至 7.2 ～7.4，于 115 ℃ 高压灭菌 15 min，在灭菌的 M-H 肉汤中无菌添加阳离子 Ca^{2+}、Mg^{2+} 即为测定 MIC 用的液体培养基（CSMHB）。

取水合氯化钙（$CaCl_2 \cdot 2H_2O$）3.68 g 用蒸馏水 100 mL 溶解。过滤除菌，取 2.5 mL 加入灭菌的 1 000 mL 的 M-H 肉汤中，Ca^{2+} 浓度为 25 mg/L。

取水合氯化镁（$MgCl_2 \cdot 6H_2O$）4.18 g 用蒸馏水 100 mL 溶解，过滤除菌，取 2.5 mL 也加入上述灭菌的 1 000 mL M-II 肉汤中，Mg^{2+} 浓度为 12.5 mg/I。

（2）抗菌药物贮存液制备。水溶性抗菌药，原则上用无菌蒸馏水溶解，在水中不溶解或难溶的抗生素可先用少量乙醇、缓冲液、二甲基亚砜溶解后再用无菌蒸馏水或无菌缓冲液稀释成抗生素原液。溶媒在微孔的终浓度不超过 0.1%（V/V），抗生素原液再用无菌 CSMHB 稀释成 10 倍抗生素应用液。抗生素贮存液或者母液浓度不应低于 1 000 μg/mL（如 5 120 μg/mL，2 560 μg/mL，1 280 μg/mL 或更高）或 10 倍于最高测定浓度。配制好的抗生素物贮存液应贮存于 −60 ℃ 以下环境，保存期不超过 6 个月。

常用倍比方法稀释抗生素，在微量板 CSMHB 中将抗生素应用液分别稀释成 512.00 μg/mL、256.00 μg/mL、128.00 μg/mL、64.00 μg/mL、32.00 μg/mL、16.00 μg/mL、8.00 μg/mL、4.00 μg/mL、2.00 μg/mL、1.00 μg/mL、0.50 μg/mL、0.25 μg/mL、0.12 μg/mL、0.06 μg/mL、0.03 μg/mL 的倍比稀释系列（2 倍稀释系列）。

倍比稀释法。假设要在 96 孔板安排 0.25 ～ 128.00 μg/mL 的 M-H 肉汤稀释的抗菌药浓度梯度，可以按照以下方法进行倍比稀释。第 11 孔安排为抗菌药的 M-H 肉汤培养基，作为阴性对照。具体做法：先向第 1 孔加入 100 μL 终浓度为 128 μL/mL 的抗菌药，吸走 50 μL 加入第 2 孔，向第 2 孔加入 50 μL M-H 培养基，混匀后吸走 50 μL 加入第 3 孔，再向第 3 孔加入 50 μL M-H 培养基，混匀后吸走 50 μL 加入第 4 孔，依此类推，直到第 10 孔。第 1 孔至第 10 孔药物浓度分别为 128.00 μg/mL、64.00 μg/mL、32.00 μg/mL、16.00 μg/mL、8.00 μg/mL、4.00 μg/mL、2.00 μg/mL、1.00 μg/mL、0.50 μg/mL、0.25 μg/mL。

（3）实验设计。实验设立 M-H 肉汤对照组、测试菌生长对照、候选化合物实验组（3 个复孔）。

（4）接种及铺板。

A. 以 10% 接种量将 5 mL 种子培养液接种于装有 45 mL 新鲜 M-H 液体培养基的 100 mL 三角瓶中，旋转式摇床 180 r/min，35 ℃ 有氧培养，使菌液浓度为 1.5×10^9 CFU·mL^{-1}。根据"活菌数 − OD_{600}"标准曲线，将 OD_{600} 培养至 1.3 用作分析。

B. M-H 肉汤稀释至菌液浓度为 0.5 麦氏浓度，含 $(1.0 \sim 1.5) \times 10^8$ CFU·mL^{-1}。

C. 经 M-H 肉汤 1∶100 稀释后制成工作菌液，向每孔中加 50 μL ［使每管最终菌液浓度为 $(1.0 \sim 1.5) \times 10^6$ CFU·mL^{-1}］。

D. 设置实验组。采用步骤（2）的倍比稀释法铺板。在对应的孔内加入各药液 50 μL，接着加入新鲜工作菌液 50 μL，最后加入 50 μL M-H 培养基，混合均匀，依次接种于 96 孔板，一式 3 个复孔，则菌液浓度为 $(1.0 \sim 1.5) \times 10^6$ CFU·mL^{-1}。

（5）候选化合物的 MIC 测定。

按照表 11−7 进行铺板，测定候选化合物的 MIC。在 (35 ± 17)℃培养 20 h（个别细菌应按要求温度培养），不应一次做过多微量板的试验，避免先后拖延培养时间与温度的不一致，保温箱培养温度质控界限允许误差范围为 ±1 ℃。

表 11 –7　实验分组设计

项目	试验孔										对照孔	
											M-H 肉汤对照	测试菌生长对照
孔号	1	2	3	4	5	6	7	8	9	10	11	12
MH 汤	每孔各 50 μL										150	100
菌液	每孔各 50 μL										—	50
药液	每孔各 50 μL										—	—
药物浓度/ $(\mu g \cdot mL^{-1})$	128.00	64.00	32.00	16.00	8.00	4.00	2.00	1.00	0.50	0.25	0	0
结果												

每孔体积单位均为 μL。

5. 结果与处理

（1）结果判定。

肉眼观察，判定在确认测试菌生长对照孔中有细菌生长，M-H 肉汤对照孔中无细菌生长后，凡孔底清晰或不出现沉淀细菌的实验孔最低药物浓度，即为该抗生素对试验菌的 MIC。如果采用 OD_{600} 来判定 MIC，则以 M-H 肉汤对照孔调零，OD_{600} 不小于 0.01 的孔为 MIC。如果不能调零，则给药后的 OD_{600} 与 M-H 肉汤对照孔 OD_{600} 大致相等的孔为 MIC。当在微量肉汤稀释法出现单一的跳孔时，应记录抑制细菌生长的最高药物浓度。如出现多处跳孔，则不应报告结果，需要重复试验。

（2）实验注意事项。

A. 严格遵守实验室安全规定，参加人员经过各项培训考核合格后方允许参与实验，不经过安全培训禁止参加实验。

B. 实验时穿工作衣。戴口罩与手套，做好安全防护。

C. 实验结束后，所有染菌器物均需要高压灭菌后放置于生物垃圾袋内，指定专人回收销毁。一般垃圾放置于生活垃圾处。

第十二章　设计性实验

设计性实验（designing experiment）是指采用科学的逻辑思维配合实验学方法与技术，对拟定研究的目标（或问题）进行的一种有明确目的的探索性研究，是在借助前人工作经验的基础上，通过对研究对象的积极思考与归纳，对未知因素进行大胆设计、探索、研究的一种科学实验。开设设计性实验，通过自主和创造性设计一个或几个小型实验研究项目，在一定的实验条件和范围内，完成选题、实验设计、实验操作、结果分析和论文撰写等过程，使学生初步掌握医学科学研究的基本程序和方法，培养学生的科学思维和创新能力，提高团队协作精神。

第一节　设计性实验的基本要求和步骤

一、设计性实验的基本要求

学生以实验小组为单位，独立进行实验设计，经过小组讨论和指导教师审查，确定实验方案。实验设计的具体要求如下：

（1）明确实验目的和立题依据，课题应具有科学性、创造性、可行性等。

（2）查阅文献了解研究内容的国内外研究现状。

（3）选择合适的实验动物及模型。

（4）根据实验室条件合理选择可行的实验方法。

（5）实验设计应包括实验目的、方法、材料、观察指标、数据收集与分析、统计学处理、预期结果等。

二、实验设计

1. 处理因素

实验中根据研究目的，由实验者人为施加给受试对象的因素被称为处理因素，如药物、某种手术等。动物实验中所用的药物剂量，一般按 mg/kg 体重或 g/kg 体重计算，应用时需要从已知药液的浓度换算出相当于每 kg 体重应注射的药液量（单位：mL），以便给药。

一次实验涉及的因素不宜过多，否则会使分组增多，受试对象的例数增多在实际工作中难以控制。但处理因素过少，又难以提高实验的广度和深度。

2. 明确非处理因素

非处理因素虽然不是我们的研究因素，但其中有些因素可能会影响实验结果，产生混杂效应，因此，这些非处理因素又被称为混杂因素。设计时明确了这些非处理因素，才能设法消除它们的干扰作用。

3. 处理因素的标准化

处理因素在整个实验过程中应做到标准化，即保持不变，否则会影响实验结果的评价。例如，实验设计中处理因素是药物时，则药物的剂型、给药途径、质量（成分、出厂批号等）必须保持不变。此外，可从动物方面、测定仪器方面减少不确定因素。

4. 实验对象

实验对象的选择十分重要，对实验结果有着极为重要的影响。药理学实验主要实验对象包括整体动物（如正常动物、麻醉动物和病理模型）、离体器官、组织及细胞等。按照不同的实验内容选择合适的实验对象。

5. 实验效应

实验效应是指受试对象在处理因素作用后呈现的反应或受到的影响，其具体表现形式是指标。这些指标包括计数指标（或定性指标）和计量指标（或定量指标）等。指标的选定需要符合特异性、客观性、重复性、灵敏性、精确性、可行性等原则。

三、药理学实验设计的基本原则

为了提高研究效率、控制误差和偏倚，药理学实验设计同其他科学研究一样必须遵循三大基本原则，即对照、随机和重复原则。

1. 对照原则

在药理学实验中，影响实验结果的因素很多，其中的一些因素可以控制，另一些因素则难以控制。为了减少多因素的影响，实验中应同时设立对照组，用对照组和实验组之间的比较来消除各种无关因素的影响，使实验结果误差尽可能缩小，达到正确评价药物效果的目的。对照应符合齐同可比的原则，除处理因素不同外，其他非处理因素尽量保持相同，从而使实验误差尽可能缩小。例如，要求实验动物种属、性别、年龄相同，体重相近；实验的季节、时间和实验室的温度、湿度也要一致；操作的手法前后要相同；等等。

根据实验研究的目的和要求不同，可选用不同的对照形式，常用的对照形式有空白对照（正常对照）、实验对照（阴性对照）、标准对照（阳性对照）、自身对照、相互对照（组间对照）等。

2. 随机原则

药理学实验的对象是生物体，存在个体间差异，采用随机原则，可把实验对象在机会均等的条件下分配到各实验组，从而有效消除分组时主观因素或其他客观因素的干扰，减少误差。实验中凡可能影响结果的一切非研究因素都应随机化处理，使各组样本的条件尽量一致，从而使处理因素产生的效应更加客观，实验结果更为可靠。随机法包括完全随机化法和均衡随机法。

3. 重复原则

由于生物个体差异和实验误差，仅根据 1 次实验或 1 个样本得到的结果下结论可能把个别现象误认为普遍现象，把偶然或巧合事件当作必然规律，其结论的可靠性差，是不科学的。重复原则是指实验中受试对象的例数或实验次数要达到一定的数量，把实验结果复制和重现出来，目的就是排除实验结果的偶然性，肯定其客观规律性。一般情况下，小动物每组 10 ～ 30 例，计量资料组间对比时，每组应不少于 10 例，计数资料则每组不少于 30 例，中等动物每组 8 ～ 12 例，大动物每组 5 ～ 15 例。样本过多，不仅增加工作难度，而且造成不必要的人力、财力和物力的浪费。因此，要对样本大小做出科学的估计，以满足统计处理的要求。

四、题目选择

实验中题目的选择是至关重要的，决定该项研究的工作价值和实验的成功率。一般实验题目的选择从以下几个方面着手。

1. 新颖性

根据药理学所学知识，结合检索国内外有关的文献和科研新资料，在教研室能提供的条件下，尽可能保证所选择题目的新颖性。

2. 目的性

此项实验研究要解决什么问题，达到什么目的，这是在选题之前要思考的。一般研究的目的主要是阐明生命的现象、病理变化、发病机制、药物防治作用和作用机制等，具有理论性和实用性。

3. 科学性和可行性

实验设想要有科学依据，而不是凭空想象。要有科学的构思、充分的论证和严密的设计，并在实践中进行证明。同时，在选择和设计实验题目的过程中，还要考虑到实验的可行性，即进行实验研究所必需的实验条件，这是实验得以进行的必要前提。

五、设计性实验的步骤

1. 选题立题

根据已学的基础知识或近期将要学习的知识提出自己感兴趣的实验研究项目，查阅相关的文献资料，了解国内外研究现状。经过小组集体讨论，确立一个既有科学性又有一定创新性的题目。实验方案不可过大或脱离现实条件，应强调其可操作性。初步选题后，由指导教师根据设计方案的目的性、科学性、创新性和可行性进行初审，然后与同学一起对实验方案进行论证。

2. 方案设计的内容与格式

每实验小组写一份设计性实验申请书，认真按照规定的格式写出实验的设计方案。设计性实验方案的内容应详细并具可操作性，具体内容和格式要求如下：①在实验设计方案首页标明学生专业、年级、班、组、姓名、学号，以便于归档保存和查阅。②立题依据（研究的目的、意义，以及要解决的问题和国内外研究现状）。③实验动物品种、性别、规格和数量。④实验器材与药品（如器材名称、型号、规格和数量，药品或试剂的名称、规格、剂型和使用量），包括特殊仪器与药品需要。⑤实验方法与操作步骤，包括实验的技术路线、实验的进程安排、每个研究项目的具体操作过程，以及设立的观察指标和指标的检测手段。⑥可能遇到的问题及解决措施。⑦注明参考文献。⑧指导教师修改、完善实验方案。

3．实验准备

同学应根据实验的设计方案按照具体的实验室条件列出实验所需的动物、器械、药品的预算清单，在实验前3周提交指导教师。

4．预实验

按照实验设计方案和操作步骤认真进行预实验。在预实验过程中，学生要做好各项实验的原始记录。实验结束后，应及时整理实验结果，发现和分析预实验中存在的问题和需要改进、调整的内容，并向指导教师进行汇报。得到教师的同意之后，在正式实验时加以更正。

5．正式实验

按照修改后的实验设计方案和操作步骤认真进行正式实验。做好各项实验的原始记录。实验结束后，及时整理实验数据。

6．实验结果的记录、归纳与分析

各实验小组在实验过程中认真记录实验结果，实验结束后进行实验数据的归纳和处理。

7．撰写论文和制作课件

在认真完成实验数据的整理分析后，每个学生均要按照格式要求撰写论文，并按时上交论文。按照课题名称、选题背景、研究目标、实验方法、实验结果、结果分析及讨论、结论的顺序制作PPT文件（幻灯片），准备答辩。

8．论文答辩

论文答辩以小组为单位，每位小组成员均须参加答辩，其中确定一位作为主答辩人，负责论文的汇报。

9．评分依据

根据每组设计性实验的科学性、先进性、创新性，以及实验完成的情况和论文质量进行评分；对每个同学在整个设计性实验过程中的具体表现，如方案设计的参与程度、实验动手能力、论文的质量、回答问题的能力进行评分。

第二节　设计性实验的设计格式和范例

一、设计性实验的设计格式

（1）研究题目。

（2）项目组成员，包括专业、年级、班、姓名、学号。

（3）立题依据，包括研究目的、意义、国内外研究现状、本项目的创新之处。

（4）实验设计方案，包括研究方法、实验步骤、观察指标及检测手段、统计学处理等。

（5）实验材料，包括实验动物（包括动物性别、规格、数量）、实验器材与药品。

（6）可行性分析，包括研究基础、实验室条件、可能遇到的问题及解决措施。

（7）进度安排。

（8）预期实验结果。

（9）参考文献。

二、设计性实验的设计范例

1. 研究题目

研究题目，如"A 药对家兔动脉血压的影响"。

2. 项目组成员

项目组成员信息包括专业、年级、班、姓名、学号。

3. 立题依据

立题依据包括研究的目的意义、国内外研究现状、本项目的创新之处及主要参考文献。例如，有较多患者反映在使用 A 药期间伴有血压升高现象，但已有的资料证实该药无直接影响心脏泵血功能的作用，且未见有升血压的报道，故其升压假设可能与血管收缩或血容量增多相关。本实验拟初步验证 A 药的升压效应，并选用部分受体阻滞剂以探索其升压机制。

4. 实验设计方案

实验设计方案包括研究方法、技术路线、观察指标及检测手段、统计学处理等。

（1）实验方法与操作步骤。

A. 实验动物及分组。新西兰兔 40 只，体重 $2 \sim 3$ kg，被随机分为：①A 药组（$n = 10$ 只）；②"受体阻断药 1 + A 药"组（$n = 10$ 只）；③"受体阻断药 2 + A 药"组（$n = 10$ 只）。

B. 用 20% 乌拉坦溶液（5 mL/kg）行耳缘静脉注射以麻醉新西兰兔。手术分离左侧颈总动脉并插入动脉导管，经压力换能器与 BL-420F 生物机能实验系统相连，测定平均动脉血压。

C. 耳缘静脉注射给药。每次给药 0.5 mL（标明每药每次的剂量），给药顺序为：①②③，②①③，③①②，③②①。每次给药均在血压基本恢复后进行。

（2）统计学分析。数据均以 $\bar{x} \pm s$ 表示，组间比较采用 t 检验，以 $P < 0.05$ 为差异有统计学意义。

5. 实验材料

实验材料有实验动物（包括动物性别、规格、数量）、实验器材与药品。

（1）实验动物。准备新西兰兔 40 只，雌雄不限，体重 $2 \sim 3$ kg。

（2）实验器材。准备实验 BL-420F 生物机能实验系统、压力换能器、动脉导管、2 mL 和 5 mL 注射器、手术器械 1 套。

（3）药品。准备 A 药、受体阻断药 1、受体阻断药 2、0.3%肝素生理盐水、20%乌拉坦溶液、生理盐水。

6. 可行性分析

可行性分析包括研究基础、实验室条件、可能遇到的问题及解决措施。

7. 进度安排

具体安排时间段内要完成的研究内容。

8. 预期实验结果

预期实验结果，如 A 药有升血压作用并可能通过某受体起作用。

一些实验题目（如不同剂型药物的血液浓度检测""药物对垂体后叶激素所致急性心肌缺血心电图变化的影响""药物诱发小鼠低血糖惊厥""药物或其他因素升压和降压作用的分析""东莨菪碱诱导小鼠记忆障碍及药物的对抗作用""药物的抗菌作用"）可供参考，学生也可自选题目进行设计和研究。

第二部分　英文部分

Experiment 1　Acute organophosphate intoxication and the treatment

1　Objectives

Observe the acute toxic symptoms of organophosphate compounds. Analyze the mechanism of detoxication of atropine and pralidoxime (PAM) based on the antagonistic action of the two drugs on organophosphate compounds.

2　Principles

Organophosphate compounds contain organophosphate ester structure and are mainly used as agricultural or environmental insecticides. When absorbed in the body, organophosphate compounds bind with acetylcholinesterase (AChE) and form the unhydrolyzed phosphorylated AChE. As a result, AChE loses its ability to hydrolyze acetylcholine, ultimately leading to noticeable accumulation of acetylcholine in the body and causing a series of toxic symptoms including the M-type symptom, N-type symptom and central nervous system symptom.

As for the treatment of intoxication of organophosphate compounds, M receptor blockers are used to directly antagonize various symptoms medicated by M receptors, whereas AChE reactivating drugs like pralidoxime iodide (PAM-I) can reactivate AChE with its oximido structure and combine with the free organophosphate, thereby relieve or eliminate the toxic symptoms.

3　Materials

(1) Animals: 2 rabbits.
(2) Drugs: 5% dipterex, 0.2% atropine sulphate, 2.5% PAM-I.

(3) Apparatus: rabbit boxes, syringes, ruler, wooden clips, dry cotton, alcoholic cotton.

4   Methods and procedure

(1) Desired number and weight the two rabbits. Observe and record the following indices: activity, frequency and extent of breathing, diameter of pupil, saliva secretion, excretion of urine and feces, and tremor of skeletal muscle.

(2) Fix the rabbits in the rabbit boxes. Scrub the ear with alcoholic cotton to dilate their marginal vein. Inject 5% dipterex (100 mg/kg) intravenously in a slow speed and observe the above-mentioned indices.

(3) After injection, record the indices when the toxic symptoms are obvious (such as muscle weakness, body collapse, muscle tremor, hyperpnea, corestenoma, salivation, and gatism). Immediately inject intravenously one of the rabbits with 0.2% atropine sulphate (2 mg/kg), and the other with 2.5% PAM-I (50 mg/kg). Then observe whether their toxic symptoms are relieved. Record and compare the indices of the two rabbits.

5   Precautions

(1) To refine dipterex, the crude dipterex can be dissolved in boiling water and be filtered with heat preservation. After the filtrate is cool and crystallized, filter and dry the crystal.

(2) Dipterex should be injected in a slow speed (around 1.5 mL/min), otherwise the animals will probably die because of acute intoxication. If the toxic symptom is not observed within 15 min, dipterex should be added in an appropriate amount.

(3) The experiment is designed to analyze the mechanism of detoxication of atropine and PAM-I. In clinical practice, the two drugs should be applied together to obtain optimal effect of detoxication. Therefore, after the experiment the other drug should be treated.

(4) Dipterex is a powerful toxicant which can be absorbed via skin. If hands touch dipterex, wash the hands with water immediately. Alkali soaps should be avoid to use because dipterex can transform to dichlorvos whose toxicity is more powerful.

6　Results and data processing

Results are presented in Table 1 – 1.

Table 1 – 1　Indices of acute intoxication of organophosphate compounds and
its treatment in rabbits

No.	Weight	Time	Activity	Breathing	Diameter of pupil	Saliva secretion	Excretion of urine and feces	Tremor of skeletal muscle
1		Before treatment						
		Dipterex treatment						
		Atropine treatment						
2		Before treatment						
		Dipterex treatment						
		PAM-I treatment						

7　Questions

（1）Please analyze the mechanism of intoxication of organophosphate compounds and the antagonistic action of atropine and PAM-I according to the experimental results.

（2）What are the different symptoms between the two rabbits treated atropine or PAM-I? Why?

（3）What are the best indices for screening drugs for treatment of intoxication of organophosphate compounds?

Experiment 2　Effects of drugs affecting the peripheral efferent nervous system on blood pressure in anesthetized rabbit

1　Objectives

(1) Learn the methods for recording blood pressure in anesthetized animal.

(2) Observe the effects of drugs affecting the peripheral efferent nervous system on blood pressure, and the interactions between these drugs. Analyze the mechanisms of the drugs.

2　Principles

The activities of organs in our body are underlying double innervation of two major types of peripheral efferent nervous, the noradrenergic nerve and the cholinergic nerve. The autonomic control of cardiovascular system relies on the activation of noradrenergic receptor α and receptor β, as well as the cholinergic receptors M and N. The agonists and antagonists of these receptors will influence the cardiovascular activity, like blood pressure.

3　Materials

(1) Animal: 1 rabbit.

(2) Drugs: 6% heparin saline, normal saline, 20% urethane solution (or 3% pentobarbital sodium), 0.002% adrenalin hydrochloride, 0.01% noradrenaline bitartrate, 0.001% isoproterenol hydrochloride, 0.2% ephedrine hydrochloride, 0.001% acetylcholine chloride, 0.1% acetylcholine chloride, 0.01% pilocarpine nitrate, 0.1% eserine salicylate, 1% atropine sulphate, 0.1% phentolamine hydrochloride, 0.1% propranolol hydrochloride.

(3) Apparatus: operation table, scalpel, surgical scissors, ophthalmic scissors, hemostatic forceps, tracheal cannula, breathing transducer, arterial cannula, artery forceps, pressure transducer, physiological pressure detector, venous cannula, syringes, T-branch pipe, iron stand, screw clamp, pinch cock, cotton string, dry cotton.

4   Methods and procedure

(1) Anesthesia. Weight the rabbit and intravenously injected 20% urethane solution 5 ~ 6 mL/kg (or 3% pentobarbital sodium 1 ml/kg) to anesthetize it. Then fix it on the operation table.

(2) Operation. Shave the animal's skin in front of the neck and open the skin along midline and expose the trachea. Insert the tracheal cannula and tie it firmly. Connect the tracheal cannula with breathing transducer to record the breathing of the animal. Isolate the carotid artery besides the trachea, and insert an arterial cannula filled with heparinized saline and connected to pressure transducer linking the physiological pressure detector. After that, open the artery forceps and then record normal blood pressure.

In either side of groin, find the pulse position of femoral artery with fingers and cut off the fur on that position. Make a longitudinal incision of 3 − 4 cm and isolate femoral vein. Insert a vein cannula linking the transfusion apparatus and check whether the cannula is unblocked. (For rabbits, a syringe can be inserted into the auricular venous for drug treatment.)

(3) Administration. First of all, trace the normal blood pressure. Then inject the following drugs in turn, observe and record the alteration in blood pressure. After administration every time, infuse 2 mL normal saline through infusion tube immediately to make the drug enter the blood circulation entirely. Do not give next drug until blood pressure is back to stable level.

A. Adrenergic drugs: ① Adrenaline (0.002%, 0.2 mL/kg), ② Norepinephrine (0.01%, 0.2 mL/kg), ③Isoprenaline (0.001%, 0.1 mL/kg), ④Ephedrine (0.2%, 0.2 mL/kg).

B. Cholinergic drugs: ① Pilocarpine (0.01%, 0.2 mL/kg), ② Acetylcholine (0.001%, 0.1 mL/kg), ③Eserine (0.1%, 0.1 mL/kg), ④Acetylcholine (0.001%, 0.05 mL/kg), ⑤Atropine (1%, 0.2 mL/kg), ⑥Acetylcholine (0.001%, 0.1 mL/kg).

C. Adrenoceptor blockers: ①Adrenaline (0.002%, 0.2 mL/kg), ②Phentolamine (0.1%, 0.1 mL/kg), ③Adrenaline (0.002%, 0.4 mL/kg), ④Propranolol (0.1%, 0.5 mL/kg), ⑤Adrenaline (0.002%, 0.4 mL/kg).

D. High dose of Acetylcholine: Acetylcholine (0.1%, 1 mL/kg).

5   Precautions

(1) The order of drug administration is reasonable, but may be adjusted by the tutor according to actual situation.

(2) The drug dosage is calculated based on its salt form in this experiment. So the dosage may be adjusted according to actual situation.

（3） The present experiment can also be done in rabbits. But it should be noted that the responses of rabbit to some of the drugs are insensitive and atypical.

（4） Phentolamine can be replaced by phenoxybenzamine (2 mg/kg) in order to observe adrenaline reversal. But the effect of phenoxybenzamine is not obvious until 20 – 30 min after administration.

6   Results and data processing

Copy the curve of blood pressure and mark the name and dosage of drugs administered. Analyze the interaction of drugs and explain the change of blood pressure after administration of drugs.

7   Questions

（1） Please discuss the similarity and difference between the effects of adrenaline, norepinephrine, isoprenaline and ephedrine on cardiovascular system.

（2） How to verify that acetylcholine has both M-type and N-type effects based on the present results?

（3） Can the present results confirm that eserine inhibits acetylcholinesterase?

（4） Why this experiment reveals that adrenaline can act on both α receptor and β receptor?

Experiment 3　The effects of efferent neurological drugs on rabbit pupils

1　Objectives

Study the effects of cholinergic drugs, anticholinergic drugs, and adrenergic drugs on pupils and analyze the underlying mechanisms.

2　Principles

The pupil size depends on the tension of the sphincter pupillae and the dilator pupillae of the iris. The sphincter pupillae contains muscarinic receptors that are innervated by cholinergic nerves and induce the contraction of the sphincter pupillae toward the center of the eye, leading to mydriasis. The dilator pupillae mainly contains α-receptors that are innervated by adrenergic nerves and induce contraction of the dilator pupillae toward the periphery of the eye, leading to pupil dilation. Any drugs that affect these two types of nerves or their innervated receptors can change pupil size.

Light shone into one pupil will cause both pupils to constrict, and this reaction is called the pupillary light reflex. The constriction of the pupil receiving light is a direct pupillary light reflex, and the simultaneous constriction of the other pupil is a consensual pupillary light reflex. The neural pathway of the pupillary light reflex is as follows: retina → optic nerve → optic chiasm → bilateral optic tract → pretectal area → bilateral Edinger-Westphal nucleus → oculomotor nerve → ciliary ganglion → sphincter muscle contraction (activation of the M receptor) → bilateral pupillary constriction.

3　Materials

(1) Animals: 2 rabbits.

(2) Drugs: 1% atropine sulfate solution, 2% pilocarpine nitrate solution, 0.5% physostigmine salicylate solution, and 2% phenylephrine hydrochloride solution.

(3) Apparatus: rabbit-holding case, flashlight, and pupil scale.

4   Methods and procedure

(1) Measure the diameter (mm) of both pupils in two rabbits under appropriate light. Use a flashlight to test the light reflex by shining light suddenly from the lateral side to one eye of a rabbit. The light reflex is positive if the pupils constrict as a result of the light. Otherwise, the light reflex is negative.

(2) Drop drugs into the conjunctival sac of the rabbit: open the eyelid into a cup shape with the left thumb and index finger, press the nasolacrimal duct with the middle finger, and add two drops of the drug. Leave the drug inside the eyelid for 1 min to make sure that the drug is in sufficient contact with the cornea. Release the hand for the drug to overflow (Table 3 – 1).

Table 3 – 1   Experimental drug administration

Rabbit	Left eye	Right eye
1	1% Atropine sulfate solution	2% Pilocarpine nitrate solution
2	2% Phenylephrine hydrochloride solution	0. 5% Physostigmine salicylate solution

(3) 15 min following the eye drops, measure the size of both pupils and the light reflex of both rabbits with the same light exposure. Administer atropine to the right eye, and measure the pupil size and light reflex in 15 min.

5   Precautions

(1) Avoid stimulating the cornea during pupil measurements. The light intensity and angle should be kept consistent throughout measurement to prevent interference with the procedure.

(2) Only a flashlight may be used for observing the light reflex.

(3) This experiment only examines the direct pupillary light reflex of the eye receiving light.

6 Results and data processing

Results are presented in Table 3 − 2.

Table 3 −2 The effect of efferent neurological drugs on rabbit pupils

Rabbit	Eye	Drug	Pupil size/mm		Light reflex	
			Prior to drug administration	After drug administration	Prior to drug administration	After drug administration
1	Left	Atropine				
	Right	Pilocarpine				
		Then, atropine				
2	Left	Phenylephrine				
	Right	Physostigmine				
		Then, atropine				

7 Questions

(1) What are the differences between atropine and phenylephrine effects on pupil dilation based on the experimental results?

(2) Can the experimental results confirm the difference in the mechanisms underlying pilocarpine-and phenylephrine-induced pupil dilation? Why?

Experiment 4　Comparison of topical anesthetic effects of procaine and tetracaine

1　Objectives

Study the method of screening topical anesthetic drugs. Understand the different effects of procaine and tetracaine.

2　Principles

Local anesthetics are a kind of drugs applied to local nerve endings or around nerve trunks at appropriate concentration. These drugs can temporarily, completely and reversibly block the generation and transmission of nerve impulses, eliminating local pain and other sensations under conscious conditions without damages on various tissues. Topical anesthesia is the application of local anesthetics with strong permeability to the surface of the mucosa to produce anesthesia of submucosal nerve terminals.

3　Materials

(1) Animal: 1 rabbit.
(2) Drugs: 1% procaine hydrochloride solution, 1% tetracaine hydrochloride solution.
(3) Apparatus: rabbit box, scissors, drip tube.

4　Methods and procedure

Take a rabbit and examine its eyes (without diseases). Put it into the rabbit box. Cut off the eyelashes. Touch the corneas gently with roughly equal strength at 5 locations: upper, middle, lower, left and right. Record 5/5 when the results are all positive (the rabbit does not wink) and 0/5 when the results are all negative (the rabbit winks each time). The rest are recorded by analogy.

Pull its eyelids to form cup shape with thumb and forefinger, and press the nasolacrimal duct with middle finger. Administrate 2 drops of 1% procaine hydrochloride solution in the left eye and 2 drops of 1% tetracaine hydrochloride solution in the right eye respectively. Massage the eyelid gently to ensure the cornea contacting the drug solution sufficiently. Keep the drug solutions in the eye sockets for 1 minute, and then allow it to flow out freely. Test the corneal reflex every 5 min after administration for 30 min. Simultaneously observe whether conjunctival congestion occurs. Record and compare the effects of the two drugs.

5　Results and data processing

Fill the obtained data into Table 4 – 1.

Table 4 – 1　Comparison of topical anesthetic effects of procaine and tetracaine

Eye of rabbit	Drug	Corneal reflex before administration	5 min	10 min	15 min	20 min	25 min	30 min
Left	1% Procaine Hydrochloride							
Right	1% Tetracaine Hydrochloride							

6　Precautions

(1) The nasolacrimal duct should be pressed when the drug is dropped. It can prevent the drug solution from flowing into the nasal cavity and being absorbed via nasal mucosa. Otherwise, intoxication may occur and the results will be affected.

(2) The beard of rabbit selected to stimulate the cornea reflex should not be too hard or too soft. The same beard should be used during the experiment to assure equal strength.

7　Questions

(1) What can influence the effects of topical anesthetics?

(2) What conditions can topical anesthetics be used for? List the reprehensive drugs and their cautions.

Experiment 5　Effects of analgesic drugs (the writhing test method)

1　Objectives

Learn the pharmacological method that makes mice writhe by intraperitoneal injection of some irritant chemicals to screen analgesic drugs.

2　Principles

Intraperitoneal injection of some irritant chemicals, such as acetic acid, can stimulate peritoneum and cause large-area, deep and persistent pain. The mouse will present writhing reaction, which is featured by invaginating abdomen, extending trunk and hindlimb, lifting buttocks.

3　Materials

(1) Animals: 3 mice, female or male, 20 – 25 g.

(2) Drugs: morphine hydrochloride 0.1% solution W/V, sodium salicylate 4% solution W/V, acetic acid 1% solution W/V, normal saline.

(3) Apparatus: balance, syringes, and plastic cage.

4　Methods and procedure

(1) Weigh three mice and mark them.

(2) Mouse A is treated with 0.1% morphine hydrochloride 15 mg/kg (0.15 mL/10 g) subcutaneously. Mouse B is treated with 4% sodium salicylate 600 mg/kg (0.15 mL/10 g) intragastrically. Mouse C is treated with normal saline 15 mL/kg subcutaneously.

(3) 30 min later, each mouse is rendered 0.1 mL/10 g 1% acetic acid intraperitoneally.

(4) In 15 min, record the number of writhing mice or the writhing times of each mouse.

(5) Collect the results of the whole laboratory and compare the analgesic action of the two drugs.

5 Results and data processing

Record the results in the Table 5 – 1.

Table 5 – 1 Effects of analgesic drugs on the pain induced by *i. p.* 0. 6% acetic acid in mice

Group	Drugs and doses/ (mg · kg^{-1})	Number of writhing mice	Writhing incidence/%
A			
B			
C			

6 Precautions

(1) Potassium antimony tartare solution can be substituted for acetic acid, but it must be newly dispensed because its effect will be weakened after a long time. Acetic acid must be newly dispensed to prevent evaporation.

(2) The result can be disposed by the number of writhing or non-writhing mice, or the times of writhing.

7 Questions

(1) Discuss the difference between hot plate method and chemical irritation method from the results of this experiment.

(2) Briefly describe the analgesic principle and clinical application of morphine.

Experiment 6   Synergistic effects of sedative hypnotics and antagonistic effect of central stimulants

1   Objectives

Through experiments to understand the synergistic and antagonistic effects of drug interactions, to learn the screening methods of sedative hypnotics.

2   Principles

Sedative hypnotics are characterized by sedative, hypnotic and narcotic effects. Sedative hypnotics are effective when they are combined and can counteract convulsions induced by central stimulants.

3   Materials

(1) Animals: 5 mice.
(2) Drugs: 0.4 % diazepam solution, 0.2 % pentobarbital sodium solution, 0.4 % dimefline solution.
(3) Apparatus: syringes, balance, bell jar.

4   Methods and procedure

(1) Mark and weigh the 5 mice with the same sex and similar weight, then do the following disposal.

Mouse 1 is injected with diazepam 0.8 mg/10 g intraperitoneally (0.4% diazepam solution 0.2 mL/10 g).

Mouse 2 is injected with pentobarbital sodium 0.4 mg/10 g subcutaneously (0.2% pentobarbital sodium solution 0.2 mL/10 g).

Mouse 3 is injected with diazepam 0.8 mg/10 g intraperitoneally and 10 min after subcutaneous injection of pentobarbital sodium 0.4 mg/10 g.

Mouse 4 is injected with dimefline solution 0.8 mg/10 g subcutaneously (0.4% dimefline solution 0.2 mL/10 g).

Mouse 5 is injected with diazepam 0. 8 mg/10 g intraperitoneally and 10 min after subcutaneous injection of dimefline solution 0. 8 mg/10 g.

(2) The 5 mice are placed in the bell jar respectively to compare the drug reactions and the final results.

5   Results and data processing

Record the results in Table 6 – 1.

Table 6 – 1   Synergistic effect of sedative hypnotics and antagonistic effect of central stimulants

Number	Weight/g	First dose		Second dose		Two types of interaction
		Famous medicine and dosage	Reaction after administration	Famous medicine and dosage	Reaction after administration	
1						
2						
3						
4						
5						

6   Precautions

(1) There are more injections, and the syringe should be cleaned before each injection, in order to avoid affecting the efficacy.

(2) Sedative hypnotics are all central inhibitory drugs, and their functions are often indistinguishable from animal experiments. The sedative index is mainly the decrease of spontaneous activity, while the hypnotic effect is the ataxia of animals, which can gradually fall asleep when the environment is quiet. The disappearance of righting reflex can represent hypnotic effect and reflect the anesthetic effect of hypnotics.

(3) The experimental environment should be quiet, and the room temperature should be 20 – 25 ℃.

7   Questions

(1) In what ways can each drug interact in the process of concomitant medication, and

what kinds of consequences can be caused?

(2) What is the effect of diazepam injected into mice on the pharmacological effects of pentobarbital sodium and dimefline?

Experiment 7　Determination of 50% effective dose (ED_{50}) of pentobarbital sodium on the hypnotic action in mice

1　Objectives

(1) Grasp the methods, principles, experimental procedures, computational procedure and meaning of determination of median effective dose (ED_{50}) or median lethal dose (LD_{50}).

(2) Determination of median effective dose (ED_{50}) or median lethal dose (LD_{50}) and their parameter, understand individual differences in organisms and methods of measuring drug effects or acute toxicity.

2　Principles

ED_{50} means the required dose for 50% positive reaction in laboratory animals. 50% lethal dose (LD_{50}) or 50% lethal concentration (LC_{50}) is another parameter when animal mortality is used to represent positive reaction.

ED_{50} and LC_{50} have the same principle of determination except for the observation index, which means effect for ED_{50} and mortality for LD_{50}.

Laboratory animals have individual differences in the sensitivity to drugs. A graph is made by using transverse axis as dosage and longitudinal axis as mortality. We can see mortality change is slow in low dosage, while it is slower in high dosage. However, the change of dosage causes abrupt mortality change near 50% mortality, which means 50% mortality is a sensitive index. If the curve is drawn with dose and death rate, we can obtain a normal distribution curve, then refer to the principle of normal distribution. LD_{50} is the dosage of 50% mortality in the curve, this is the principle of determining LC_{50}.

Observation index:

(1) ED_{50}: Use disappearing of righting reflect as indicators for determining sleep in animals.

(2) LD_{50}: Record death number and mortality of animals for 7 days.

3　Materials

(1) Animals: mice, 18 – 22 g, male and female in half (female mices should not be

pregnant).

(2) Drugs: pentobarbital sodium, picric acid.

(3) Apparatus: syringe (1 mL), No. 4 needle, beaker, murine mask, tray, rat mask, calculator.

4   Methods and procedure

(1) Experiment preparation and pre experiment.

A. Administration. Soluble drugs can be taken by orally (gavage), subcutaneous injection, intraperitoneal injection or intravenous injection. Insoluble drugs can be prepared to be suspension by mixing with 1% sodium carboxymethyl cellulose, then taken by gavage. The dosage is 0. 1 – 0. 2 mL/10 g weight for each mouse, gastric perfusion is no more than 0. 5 mL each time, and intraperitoneal injection dosage is no more than 0. 6 mL each time.

B. Pre-experiment: To find the approximate dose range of D_{min} and D_{max} and set 5 – 6 groups in this range in formal experiment. In pre experiment, we usually set several groups (4 mice each group) and make them have same volume but different concentration, for example, 3 groups with dose-ratio 1、3 and 9. Observe animal condition after administration, death should be observed for 7 days or longer. If 10 mg/kg group is invalid and 30 mg/kg and 90 mg/kg groups are valid, then the approximate range of D_{min} and D_{max} is 10 – 30 mg/kg. If the three groups are valid, then expand the scope and conduct pre-experiment again.

As a result, the purpose of pre-experiment is to confirm the following data (example): $D_{max} = 30$ mg/kg, $D_{min} = 10$ mg/kg, $D_{max}/D_{min} = 30/10 = 3$.

(2) Formal experiment.

A. Calculate dose in each group. Set 5 – 8 groups according to D_{max} and D_{min}. Set n as group number and r as common ratio.

Dosage calculation:

Find out r ($r < 1$), then each group's dosage is as follows: first group, D_m; second group, $D_m r$; third group, $D_m r^2$.

For example, if $n = 5$, $r = 0.76$, then each group's dosage respectively is 30 mg/kg, 22. 8 mg/kg, 17. 3 mg/kg, 13. 2 mg/kg, 10 mg/kg.

B. Preparation of drug solutions. Generally, the concentration of the maximum dose group is first formulated, then dilute into different concentration. The following dispensing method can be referred: maximum concentration, $C_m = D_m/V$; volume, $P = V_g/(1 - r)$; Drug quality, $M = C_m P$.

For example, if $V_g = 6$ mL, $V = 20$ mg/kg; $C_m = 30/20 = 1.5$; $P = 6/(1 - 0.76) = 25$ mL; P = 1. 5 ×25 = 37. 5 mg.

C. Grouping and administration. Take 50 mice (18 – 22 g), male and female in half. They were randomly divided into 5 groups according to weight. Each group was injected intrape ritoneally according to the designed concentration and volume. Record the dosing time with the original record book. Whether the control group should be set up depends on the circumstances when ED_{50} is measured.

D. Observation and Record. Animal performance, animal poisoning symptoms and time of death were recorded during the observation period. The items that should be recorded in the whole experiment include date, drug name, batch number and pharmaceutical company, solvent for dispensing, route of administration, volume and weight, animals' name, gender and weight, laboratory room temperature, time of administration, animal performance or toxic symptoms and its time, death time, mortality of each group, ED_{50} and LD_{50}.

(3) Calculation of parameters. Calculating ED_{50}, LD_{50} and ED_{95}.

5 Results and data processing

(1) Bliss method. The method is also known as the normal probability unit method or ED_{50} (or LD_{50}) regular law. In this method, the reactionrate is transformed into probabilistic unit, and then is calculated by operation correction, weighted linear regression and step by step approximation. This method requires to be used when calculating of ED_{50} (or LD_{50}) in new drug research. It is not necessary to design geometric series in dosage calculating, the number of animals in each group should not be equal, the death rate in the maximumdose group should not be 100%, and the death rate in the minimum dose group should not be 0.

(2) Sun's improved Käber method (synthesis method). This is Sun Ruiyuan's method of improving the Kou's law. The Käber method is based on the area method to calculate ED_{50} (or LD_{50}). The method is simple and can be calculated by counters. However, the dose must be in the order of equal ratio, the number of animals in each group should be basically equal, and the mortality distribution is generally consistent with the normal. The improved method has the characteristics of area method and probability unit method. It is also called comprehensive method. The method is simple and accurate, and can calculate all LD_{50} parameters.

(3) Litchfie-Wilcoxon method. This is a graphical method of probability units. The calculation is simple and can be directly plotted by dose and death rate, and the relevant data are visually observed. It has been used less.

(4) Sequential method (upper and lower method). The former calculation method is based on the "grouping method". The experimental design of sequential method and the difference between real step and grouping method should be arranged according to geometricprogression. The advantage of this method is that it can save about 30% of animals, or when the source of products is limited. The disadvantage is that it is not suitable for drugs with slower efficacy or longer time to judge reactions.

6　Tasks

(1) Please determine ED_{50} and LD_{50} of sodium pentobarbital according to the experiment. The treatment index $TI = LD_{50}/\ ED_{50}$, safety index $SI = LD_{5}/\ ED_{95}$, and reliability safety factor $SM = LD$, $1/\ ED_{99}$ also should be calculated.

(2) The whole class was divided into two groups, design and complete the determination of LD_{50} and ED_{50} respectively. Please learn the example of multi-media in the computer, imitate and compile the actual experimental results file, use the program to calculate all the experimental parameters, report and file in group form.

7　Precautions

(1) This experiment is a quantitative determination of drug titer, requires a higher accuracy, and the experimental exercise needs to be correct in the experiment.

(2) Factors such as animal species, weight, and route of administration and observation time will affect the determination of ED_{50} and LD_{50}, so these factors all should be noted.

(3) In order to reduce errors, it is best to be administered by one person.

(4) Animals should be fasted for 12 h before the experiment, but drinking water is not limited.

(5) Control group should be set up to investigate whether non-drug factors (animal health, environmental conditions, etc.) can cause animal death. If the mortality of the control group is not 0, the following method can be used to correct the mortality after three rounds of weighted regression, and the required accuracy (0. 001). Because the regression significance coefficient g > 0. 01, the Feiller accurate correction results should be used. LD_{50} and the 95% confidence limit is 133. 5 mg/kg and 125. 4 – 142. 3 mg/kg, LD_{1} = 90. 2 mg/kg, LD_{5} = 101. 2 mg/kg, LD_{95} = 176. 2 mg/kg, LD_{99} = 197. 6 mg/kg.

8　Questions

(1) What is the principle of measuring ED_{50} or LD_{50}?

(2) What is the meaning of measuring ED_{50} or LD_{50}?

(3) Why is dosage of each group usually arranged according to geometric progression before measuring ED_{50} or LD_{50}?

(4) What is the most accurate calculation method for ED_{50} or LD_{50}?

(5) Is ED_{50} or LD_{50} a quantitative response indicator or a quality response indicator? Please try to describe the descriptive method of statistical response and qualitative response and its statistical significance.

Experiment 8　Effects of drugs on gastrointestinal movement

1　Objectives

To determine the rate of mobility of carbon black in gastrointestinal and observe the effects on gastrointestinal movements.

2　Principles

The intestinal smooth muscles consist of thick circular muscular and slight vertical muscles. The contraction of circular muscles mainly predominates the intestinal contents propelling to anus. When any point of the small intestine is stimulated by foods, it will contract above the stimulated point and relax under the stimulated point so that the foods can move toward the anus to form the intestinal movement. Some drugs have effects on intestinal smooth muscles, which contribute to enhance or weaken the intestinal peristalsis, so they have effects on the peristaltic movements.

3　Materials

(1) Animals: 6 mice of the same sex, weighing 20 – 24 g.

(2) Drugs: 0.1% morphine hydrochloride solution, 20 μg/mL neostigmine methylsulfate solution, normal saline, 5% carbon ink suspension (containing 10% gum Arabic).

(3) Apparatus: syringe, mouse gavage apparatus, tweezers, ophthalmic scissors, ruler.

4　Methods and procedure

Six mice were fasted for 12 h. Two of them were given morphine hydrochloride 0.2 mg/10 g (0.1% solution 0.2 mL/10 g) by gavage, two neostigmine methyl sulfate 4 μg/10 g (20 μg/mL solution 0.2 mL/10 g) by gavage, and the other two normal saline 0.2 mL/10 g by gavage. 15 min later, each mouse was gavaged with 0.2 mL/10 g normal saline containing 5% carhong. After another 15 min, the mice were sacrificed, the abdominal cavity was opened, and the gastrointestinal tract was removed. Cut open the mesentery attached to the intestine and pull the intestine into a straight line. Starting from the pylorus, the distance of carbon ink in the intestine and the length of the small intestine (from the pylorus to the ileocecal region) were measured. The percentage of carbon ink in the total length of the small intestine was calculated for each mouse.

5　Results and data processing

Results are presented in Table 8 – 1.

Table 8 – 1　Effects of drugs on gastrointestinal movement

Group	Animal	Weight/g	Drugs and dosages	The mobility of carbon ink/cm	The length of intestine/cm	The mobility of carbon ink/%
With morphine	1					
	2					
With neostigmine	3					
	4					
With physiological saline	5					
	6					

6　Precautions

(1) The intragastric amount of carbon ink and the time of killing mice must be accurate, otherwise the results will be inaccurate.

(2) After taking out the intestine, soak it with water first, and then spread it flat on the table to avoid sticking the intestine and the table top. It is necessary to avoid pulling when cutting the intestine, otherwise the accuracy of length measurement will be affected.

7　Questions

(1) The effects of morphine hydrochloride and neostigmine methylsulfate on gastrointestinal tract and their clinical significance were discussed.

(2) What are the common gastrointestinal motility drugs? What are the similarities and differences between their mechanisms of action and the drugs used in this study?

Experiment 9　Effects of propranolol on hypoxia tolerance in mice under normal pressure

1　Objectives

Observe the effect of propranolol on the hypoxia tolerance of mice under normal pressure and master the screening method of anti-angina drugs.

2　Principles

This experiment is one of the common methods to study anti-myocardial ischemic drugs. The body's tolerance to hypoxia depends on the metabolic rate of oxygen consumption and compensation ability. Propranolol affects the heart through blocking-adrenaline receptor activity, to slow down metabolism rate and decrease oxygen consumption of tissues and organs. Therefore, it can improve the body's tolerance to hypoxia, extend the tissue survival time in hypoxia environment. Isoproterenol is adrenaline receptor agonists, the effect is opposite.

3　Materials

(1) Animals: 3 mice, 18 – 22 g.

(2) Drugs: 0.1% propranolol hydrochloride solution, 0.1% isoproterenol hydrochloride solution, saline, sodium lime.

(3) Apparatus: 500 mL wide-mouthed bottle with sealed, stopwatch, syringe, vaseline.

4　Methods and procedure

(1) Weigh and mark 3 mice of the same sex and no more than 1 g body weight difference.

(2) Subcutaneously inject isoproterenol hydrochloride to mouse No.1 and mouse No.2, and subcutaneously inject normal saline to mouse No.3. Subcutaneously inject propranolol to mouse No.1 and normal saline to mouse No.2 and mouse No.3 in 15 min.

(3) Place these three mice together into a 500 mL wide-mouth bottle, with 30g fresh sodium lime at the bottom, and seal the bottle.

(4) Pay close attention to the reaction of mice and record the time from beginning to breathe stopping with a stopwatch, and compare the survival time of 3 mice.

5　Results and data processing

Record the results according to Table 9 – 1.

Table 9 – 1　The effect of propranolol on improvement of hypoxia tolerance under normal pressure

No.	Administration and dosage	Survival time of mice in this group/min	Average survival time for all the mice in the laboratory
1			
2			
3			

6　Precautions

(1) The wide-mouthed bottle should be airtight and equipped with a grinding plug. The stopper should be closed tightly for sealing with vaseline. The jars should be same for all the group, especially the volume.

(2) Sodium-lime should be replaced immediately after discoloration due to water absorption and carbon dioxide.

(3) This method is simple and easy. The positive result is easy to get from known anti-myocardial ischemic drugs. This method can be used as a preliminary screening method for anti-myocardial ischemic drugs. But CNS inhibitors may cause false positive results.

7　Questions

(1) Discuss the effects of propranolol and isoproterenol on myocardial hypoxia resistance and the mechanism.

(2) Discuss the design principles, advantages and disadvantages of this screening method.

Experiment 10 Therapeutic effects of lidocaine on arrhythmia induced by barium chloride in rats

1 Objectives

To observe the therapeutic effect of lidocaine and the drug to be tested on arrhythmia induced by barium chloride/ouabain.

2 Principles

Barium chloride can increase the permeability of Purkinje fiber to Na^+, promote the inflow of extracellular Na^+, and increase the rate of its automatic depolarization in diastolic period, thus inducing ventricular arrhythmia, which can be manifested as ventricular premature contraction, bigeminy, ventricular tachycardia, ventricular fibrillation, etc.

Ouabain (Venoside G) may mainly inhibit the Na^+-K^+-ATPase on the myocardial cell membrane to induce arrhythmias. First, it makes the myocardial cells lack potassium and high sodium, and then it promotes the exchange of sodium and calcium to induce high calcium in the cells, leading to the reduction of the resting potential and the maximum diastolic potential of the myocardial cells (the negative value becomes smaller), which leads to the increase of ventricular muscle autonomy and the increase of afterdepolarization and triggering activities, and finally leads to various arrhythmias.

Lidocaine belongs to IB class antiarrhythmic drugs, and is commonly used to prevent and treat acute rapid ventricular arrhythmia.

3 Materials

(1) Animals: 3 rats.

(2) Drugs: 10% pentobarbital sodium solution, 0.4% barium chloride solution, 0.01% ouabain solution, 1% lidocaine solution, tested drug.

(3) Apparatus: MedLab-U biological signal acquisition and processing system, operating table, syringe (1 mL, 2 mL, 5 mL), microinjection pump and surgical instruments.

4   Methods and procedure

(1) Weighing and anesthesia. The rats were randomly divided into three groups: Group A, Group B and Group C. After weighing, 10% pentobarbital sodium solution (0.4 mL/100 g) was intraperitoneally injected for anesthesia, and the operation table was fixed in an upright position.

(2) Experiment parameter setting. Turn on the computer. Start the MedLab-U biological signal acquisition and processing system, and set the computer parameters for this experiment according to Table 10 − 1.

Table 10 − 1   Configuration parameters of MedLab-U biological signal acquisition and processing system

Sampling	Parameter
Display mode	Recorder
Sampling interval	1 ms
Sampling channel	3 (AC)
Processing name	ECG
Magnification	1 000
Wave filtering	All pass 100 Hz
Upper limit frequency	100
Lower limit frequency	0.02 s

(3) Record the normal ECG of lead II. Insert the needle electrode into the subcutaneous part of the extremities according to the yellow (right upper limb)-red (left lower limb)-black (right lower limb), and record a normal ECG of lead II of the animal.

(4) Establish a micro constant speed intravenous injection channel. Expose the sublingual vein, insert a small scalp needle connected to the micro injection pump centripetally, and fix it with a vein clamp.

(5) Observe the effect of barium chloride/ouabain on inducing arrhythmia. Turn on the microinjection pump, inject 0.4% barium chloride normal saline solution/0.01% ouabain normal saline solution into the vein at a constant speed of 2 mL/h, and record the ECG curve continuously.

(6) Observe the effect of lidocaine on reversing the arrhythmias induced by barium chloride/ouabain. Stop the injection of barium chloride/ouabain when there are obvious arrhythmias in the electrocardiogram (the rescue indication is ventricular premature beats, if ventricular

tachycardia occurs, it is difficult to rescue). Immediately use the microinjection pump to give drugs in groups at a constant speed of 20 mL/h: group A is given normal saline, group B is given lidocaine, and group C is given the drug to be tested. The ECG changes were observed and recorded until the ECG returned to normal.

5   Results and data processing

Record the results according to Table 10 – 2.

Table 10 –2   Antagonistic effect of lidocaine on arrhythmias induced by barium chloride in rats

Group	Modeling drug and dosage (mL)	Rescue medicine and dosage (mL)	Time required for rescue (s)	ECG changes
A				
B				
C				

Record and compare the time and dosage required for rescue in each group. Edit and print the normal ECG, arrhythmia induced by barium chloride/ouabain, and typical ECG waveforms of each segment after drug rescue in each group, and record, summarize and discuss the experimental results according to the ECG.

6   Precautions

(1) The arrhythmias induced by barium chloride/ouabain are mainly frequent ventricular premature beats and ventricular tachycardia.

(2) The needle electrode must be inserted under the skin. If the needle electrode is inserted into the muscle, the recorded ECG will have a large interference. At the same time, avoid hands or metal instruments contacting needle electrodes when recording ECG.

(3) Lidocaine has a quick effect on the arrhythmia caused by barium chloride. Pay attention to the ECG changes to avoid poisoning caused by overdose.

7   Questions

(1) What arrhythmias is lidocaine effective on? Why?

(2) What other drugs have antiarrhythmic effects?

(3) Does tested drug have an antiarrhythmic effect? Why?

Experiment 11　Effects of anti-inflammatory drugs on rat hind paw swelling

1　Objectives

Learn the method to establish the rat model of hind paw swelling induced by inflammatory substances. Understand the mechanisms of anti-inflammatory drugs.

2　Principles

When pro-inflammatory agents, such as carrageenan or fresh egg albumen, are injected into the hind limbs of rats, local inflammation will occur, resulting in vasodilation, increased permeability, tissue edema and other reactions, and finally increased paw volume. Indomethacin, an antipyretic-analgesic and anti-inflammatory drug, can alleviates inflammatory responses by inhibiting cyclooxygenase in arachidonic acid metabolism and reducing the release of inflammatory substances.

3　Materials

(1) Animals: 4 rats with similar body weight and same gender.

(2) Drugs: 1% carragheen solution or 10% fresh egg albumen, 1% indomethacin suspension, saline.

(3) Apparatus: rat fixing device, syringe, plethysmometer for paw volume, marker pen.

4　Methods and procedure

(1) Weigh 4 rats and mark them. Two rats are intragastrically administrated with saline (1 mL/100 g). The other two are intragastrically administrated with 1% indomethacin suspension (1 mL/100 g).

(2) Draw a line on hind paw as the measuring marker. Put the paw slowly in the cylinder. When the water surface overlaps with the measuring marker, pedal the switch and record paw volume.

(3) 15 min after drug administration, subcutaneously inject 1% carragheen solution

0. 1 mL (or 10% fresh egg albumen, 0. 15 mL) in the direction of the right hind paw to the ankle.

(4) Measure the volume of hind paw respectively at 30 min, 60 min, 120 min, and 180 min after the administration of carragheenin.

(5) The swollen degree is the difference of the volume of rat hind paw after inflammation and that before inflammation.

5　Results and data processing

Fill the obtained data into Table 11 − 1.

Table 11 −1　Effect of indomethacin on paw swelling in rats

Rat	Weight/g	Drug dosage/mL	Normal volume of right hind paw	Swollen degree of right hind paw after inflammation/mm^3			
				30 min	60 min	120 min	180 min
1							
2							
3							
4							

6　Precautions

(1) 1% carragheenin solution should be prepared the day before use and stored in the refrigerator at 4 ℃.

(2) Rats with the body weight of 120 − 150 g are most sensitive to pro-inflammatory agents with significant swollen degree and little variation.

(3) The measurement should be performed by the same person.

(4) Avoid the leakage of pro-inflammatory agents during injection.

7　Questions

(1) List the frequently used experimental models of inflammation.

(2) Briefly describe the pathological process of inflammation.

(3) Classify anti-inflammatory drugs according to their mechanisms.

(4) What is the mechanism underlying the anti-inflammatory effect of indomethacin?

附　　录

附录一　药理学实验基本操作演示视频

药理学实验基本操作演示视频见附视频截图1-1至附视频截图1-18。

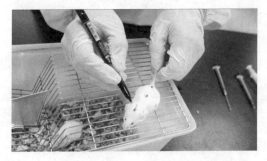

附视频截图1-1　小鼠编号标记方法

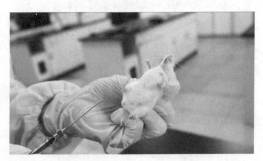

附视频截图1-2　小鼠性别鉴定

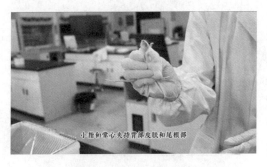

附视频截图1-3　小鼠捉拿与固定

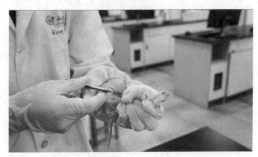

附视频截图1-4　小鼠腹腔注射

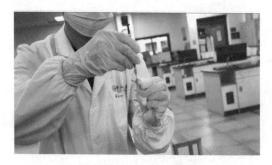

附视频截图 1-5　小鼠灌胃给药

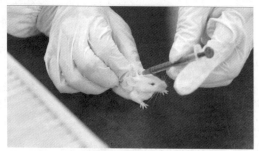

附视频截图 1-6　小鼠皮下给药

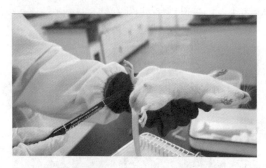

附视频截图 1-7　大鼠性别鉴定

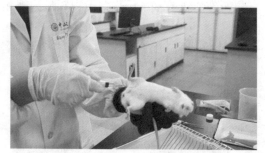

附视频截图 1-8　大鼠腹腔注射

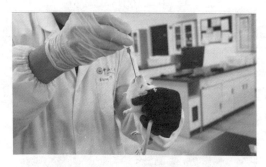

附视频截图 1-9　大鼠灌胃给药

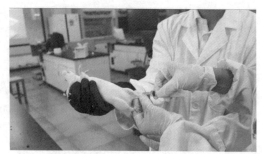

附视频截图 1-10　大鼠肌内注射

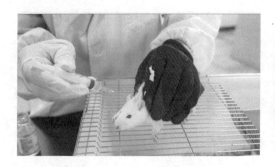

附视频截图 1-11　大鼠皮下注射

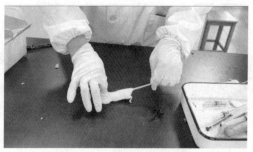

附视频截图 1-12　大小鼠颈椎脱臼处死

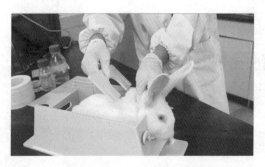

附视频截图 1-13　家兔的固定

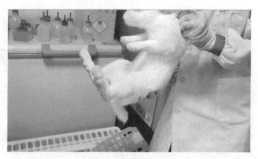

附视频截图 1-14　家兔的抓取

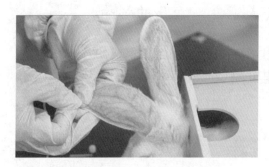

附视频截图 1-15　家兔耳缘静脉注射

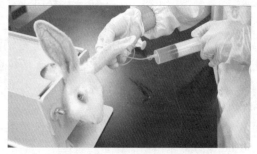

附视频截图 1-16　家兔空气栓塞处死

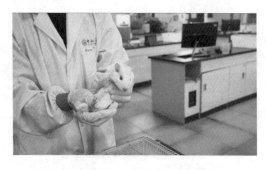

附视频截图 1-17　豚鼠的抓取

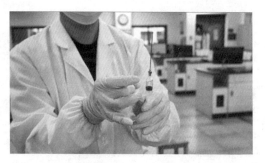

附视频截图 1-18　注射器吸液排气

附录二　常用试剂配制及相关公式

一、有机磷药物的中毒及其解救

（1）0.2% 硫酸阿托品溶液。称取 0.1 g 硫酸阿托品加 50 mL 生理盐水，配成。

（2）5% 精制敌百虫溶液。将 30% 的敌百虫溶液用生理盐水稀释 5 倍，配成。

（3）称取 2.5 g 碘解磷定，加入 100 mL 生理盐水，配成。

二、传出神经系统药物对猫（或家兔）血压的影响

（1）6% 肝素钠注射液。取 2 支肝素钠注射液，用生理盐水稀释至 500 mL，配成。

（2）20% 乌拉坦溶液。称取 80 g 乌拉坦用 400 mL 生理盐水溶解，配成。

（3）0.01% 盐酸肾上腺素溶液。称取 1 mg 肾上腺素，用 50 mL 生理盐水溶解，配成。

（4）0.01% 重酒石酸去甲肾上腺素溶液。称取 5 mg 重酒石酸去甲肾上腺素，用 50 mL 生理盐水溶解，配成。

（5）0.001% 盐酸异丙肾上腺素溶液。称取 5 mg 盐酸异丙肾上腺素，用 50 mL 生理盐水溶解成 0.01% 母液，再用生理盐水稀释 10 倍，配成。

（6）0.2% 盐酸麻黄碱溶液。将 1 支麻黄碱注射液用生理盐水稀释至 15 mL，配成。

（7）0.001% 氯化乙酰胆碱溶液。准备 0.1% 氯化乙酰胆碱 200 μL 用生理盐水稀释 100 倍，配成。

（8）0.1% 氯化乙酰胆碱溶液。称取 0.02 g 氯化乙酰胆碱，用 20 mL 生理盐水溶

解，配成。

（9）0.01%硝酸毛果芸香碱溶液。称取 5 mg硝酸毛果芸香碱，用 50 mL 生理盐水溶解，配成。

（10）0.2%水杨酸毒扁豆碱溶液。称取 10 mg 水杨酸毒扁豆碱，用生理盐水溶解成 10 mL，配成。

（11）1%硫酸阿托品溶液。称取 0.1 g 硫酸阿托品，用 10 mL 生理盐水溶解，配成。

（12）0.1%盐酸酚妥拉明溶液。称取 30 mg 盐酸酚妥拉明，用 30 mL 生理盐水溶解，配成。

（13）0.1%盐酸普萘洛尔溶液。称取 0.01 g 盐酸普萘洛尔，用 10 mL 生理盐水溶解，配成。

三、传出神经药物对兔眼瞳孔的作用

（1）1%硫酸阿托品溶液。称取 0.1 g 硫酸阿托品，用 10 mL 生理盐水溶解，配成。

（2）2%硝酸毛果芸香碱溶液。称取 0.4 g 硝酸毛果芸香碱，用 20 mL 生理盐水溶解，配成。

（3）0.5%水杨酸毒扁豆碱溶液。称取 0.1 g 水杨酸毒扁豆碱，用生理盐水溶解成 20 mL，配成。

（4）2%盐酸苯肾上腺素溶液。称取 0.4 g 盐酸苯肾上腺素，用 20 mL 生理盐水溶解，配成。

四、普鲁卡因与丁卡因表面麻醉作用的比较

（1）1%盐酸丁卡因溶液。称取 0.5 g 盐酸丁卡因，用 50 mL 生理盐水溶解，配成。

（2）1%盐酸普鲁卡因溶液。称取 0.5 g 盐酸普鲁卡因，用 50 mL 生理盐水溶解，配成。

五、镇静催眠药的协同作用和对抗中枢兴奋药的作用

（1）0.04%地西泮溶液。称取 0.02 g 地西泮，用 50 mL 生理盐水溶解，配成。

（2）0.2%戊巴比妥钠溶液。称取 0.04 g 戊巴比妥钠，用 20 mL 生理盐水溶解，配成。

（3）2.5%尼可刹米溶液。称取 1 g 尼可刹米，用 40 mL 生理盐水溶解，配成。

六、药物的镇痛作用

（1）0.1%盐酸曲马多溶液。称取 0.02 g 盐酸曲马多，用 20 mL 生理盐水溶解，

配成。

（2）4%阿司匹林混悬液（含1% CMC-Na）。称取0.4 g阿司匹林，加入0.1 g CMC-Na，用10 mL纯净水溶解，配成。

（3）1%冰醋酸溶液。称取0.1 g，用10 mL生理盐水溶解，配成。

七、普萘洛尔的提高心肌耐缺氧力作用

（1）0.1%盐酸普萘洛尔。称取0.01 g盐酸普萘洛尔，用10 mL生理盐水溶解，配成。

（2）0.1%盐酸肾上腺素。称取0.01 g盐酸肾上腺素，用10 mL生理盐水溶解，配成。

八、药物对胃肠道蠕动的影响

（1）0.02%盐酸洛派丁胺。称取0.01 g盐酸洛派丁胺，用50 mL生理盐水溶解，配成。

（2）称取2 g甲基硫酸新斯的明，用100 mL生理盐水溶解，配成20 μg/mL甲基硫酸新斯的明。

（3）1%炭墨混悬液。称取0.5 g炭墨粉，混悬至50 mL纯净水中，配成。

九、戊巴比妥钠对小鼠催眠作用的半数有效量（ED_{50}）测定

（1）戊巴比妥钠50 mg/kg母液100 mL。称取0.05 mg，用100 mL生理盐水溶解，配成。

（2）梯度浓度戊巴比妥钠配制。50 mg/kg、42.5 mg/kg、36.7 mg/kg、30.1 mg/kg、26 mg/kg溶液各10 mL，配成。

十、药物对垂体后叶素所致急性心肌缺血心电图变化的影响

（1）20%乌拉坦溶液。称取80 g乌拉坦，用400 mL生理盐水溶解，配成。
（2）垂体后叶素。称取0.2 mL/100 g垂体后叶素，加入生理盐水，配成。

十一、抗炎药物对大鼠足跖肿胀的影响

（1）10%蛋清。取10 mL蛋清，用90 mL生理盐水溶解，配成。
（2）1%吲哚美辛。称取1 g吲哚美辛，用100 mL纯净水溶解，配成。

附录三　常用实验动物的最大给药量和使用针头规格

常用实验动物的最大给药量和使用针头规格见附表 3 - 1。

附表 3 - 1　常用实验动物的最大给药量和使用针头规格

动物	项目	灌胃	皮下注射	肌内注射	腹腔注射	静脉注射
小鼠	最大给药量/mL	1.0	1.5	0.2	1.0	0.8
	使用针头	9（钝头）	5（1/2）	5（1/2）	5（1/2）	4
大鼠	最大给药量/mL	5.0	5.0	0.5	2.0	4.0
	使用针头	静脉切开针	6	6	6	5
家兔	最大给药量/mL	200.0	10.0	2.0	5.0	10.0
	使用针头	10 号导尿管	6（1/2）	6（1/2）	7	6
狗	最大给药量/mL	500.0	100.0	4.0	—	100.0
	使用针头	10 号导尿管	7	7	—	6
蛙	淋巴囊注射最大注射量为每只 1 毫升/只					

附录四　成年动物的年龄、体重和寿命比较

成年动物的年龄、体重和寿命比较见附表 4 - 1。

附表 4 - 1　成年动物的年龄、体重和寿命比较

项目	小鼠	大鼠	豚鼠	家兔	狗
成年日龄/天	65 ～ 90	85 ～ 110	90 ～ 120	120 ～ 180	250 ～ 360
成年体重/g	20 ～ 28	80 ～ 200	350 ～ 600	2 000 ～ 3 500	8 000 ～ 15 000
平均寿命/年	1 ～ 2	2 ～ 3	>2	5 ～ 6	13 ～ 17
最高寿命/年	>3	>4	>6	>13	34

附录五 人与动物间按体表面积折算的等效计量比值

人与动物间按体表面积折算的等效计量比值见附表 5 - 1。

附表 5 - 1 人与动物间按体表面积折算的等效计量比值

动物	小鼠 (20 g)	大鼠 (200 g)	豚鼠 (400 g)	家兔 (1.5 kg)	猫 (2.5 kg)	猴 (4.0 kg)	狗 (12 kg)	人 (70 kg)
小鼠 (20 g)	1.000 0	7.000 0	12.250 0	27.800 0	29.700 0	64.100 0	124.200 0	378.900 0
大鼠 (200 g)	0.140 0	1.000 0	1.740 0	3.900 0	4.200 0	9.200 0	17.800 0	56.000 0
豚鼠 (400 g)	0.080 0	0.570 0	1.000 0	2.250 0	2.400 0	5.200 0	10.200 0	31.500 0
家兔 (1.5 kg)	0.040 0	0.250 0	0.440 0	1.000 0	1.080 0	2.400 0	4.500 0	14.200 0
猫 (2.5 kg)	0.030 0	0.230 0	0.410 0	0.920 0	1.000 0	2.200 0	4.100 0	13.000 0
猴 (4.0 kg)	0.016 0	0.110 0	0.190 0	0.420 0	0.450 0	1.000 0	1.900 0	6.100 0
狗 (12 kg)	0.008 0	0.060 0	0.100 0	0.220 0	0.230 0	0.520 0	1.000 0	3.100 0
人 (70 kg)	0.002 6	0.018 0	0.031 0	0.070 0	0.078 0	0.160 0	0.320 0	1.000 0

附录六 百分率、概率单位和权重系数对照

百分率、概率单位和权重系数对照见附表 6 - 1。

附表 6 - 1 百分率、概率单位和权重系数对照

百分率/%	0	1	2	3	4	5	6	7	8	9
0	—	2.67	2.95	3.12	3.25	3.36	3.45	3.52	3.59	3.66
	—	0.071	0.121	0.159	0.194	0.225	0.252	0.276	0.301	0.322
10	3.72	3.77	3.83	3.87	3.92	3.96	4.01	4.05	4.08	4.12
	0.343	0.360	0.379	0.395	0.412	0.425	0.442	0.455	0.467	0.478
20	4.16	4.19	4.23	4.26	4.29	4.33	4.36	4.39	4.42	4.45
	0.490	0.500	0.512	0.520	0.529	0.540	0.548	0.555	0.563	0.570

续附表 6-1

百分率/%	0	1	2	3	4	5	6	7	8	9
30	4.48	4.50	4.53	4.56	4.59	4.61	4.64	4.67	4.69	4.72
	0.576	0.581	0.587	0.593	0.599	0.602	0.608	0.612	0.615	0.618
40	4.75	4.77	4.80	4.82	4.85	4.87	4.90	4.92	4.95	4.97
	0.622	0.627	0.627	0.629	0.631	0.633	0.634	0.685	0.636	0.636
50	5.00	5.03	5.05	5.08	5.10	5.13	5.15	5.18	5.20	5.23
	0.637	0.636	0.636	0.635	0.634	0.633	0.631	0.629	0.627	0.624
60	5.25	5.28	5.31	5.33	5.36	5.39	5.41	5.44	5.47	5.50
	0.622	0.618	0.615	0.612	0.608	0.602	0.599	0.593	0.587	0.581
70	5.52	5.55	5.58	5.61	5.64	5.67	5.71	5.74	5.77	5.81
	0.576	0.570	0.563	0.555	0.548	0.540	0.529	0.520	0.512	0.500
80	5.84	5.88	5.92	5.95	5.99	6.04	6.08	6.13	6.18	6.23
	0.490	0.478	0.467	0.455	0.442	0.425	0.412	0.395	0.379	0.360
90	6.28	6.34	6.41	6.48	6.55	6.64	6.75	6.88	7.05	7.33
	0.343	0.322	0.301	0.276	0.252	0.225	0.194	0.159	0.121	0.071

参 考 文 献

［1］陈建国，吕延杰. 药理学实验指导［M］. 北京：人民卫生出版社，2016.

［2］崔燎. 药理学实验教程［M］. 北京：科学出版社，2011.

［3］龚国清. 药理学实验与指导［M］. 4 版. 北京：中国医药科技出版社，2019.

［4］钱之玉. 药理学实验与指导［M］. 3 版. 北京：中国医药科技出版社，2015.

［5］辛勤，王传功. 药理学实验教程［M］. 2 版. 北京：人民卫生出版社，2021.

［6］叶春玲. 药理学实验教程［M］. 广州：暨南大学出版社，2007.

［7］张宝来，路莉. 药理学实验指导［M］. 北京：清华大学出版社，2020.

［8］赵靓，李卓明，叶建涛，等. 药理学双语实验教材建设的思考［J］. 药学学报，2020，36（1）：74－78.

［9］朱依谆，殷明. 药理学［M］. 8 版. 北京：人民卫生出版社，2016.